JN016987

ステロイドの真常識
アトピーのある子の スキンケア

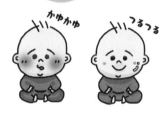

かゆかゆ　つるつる

岡藤郁夫 著
小児科専門医・アレルギー指導医

丸善出版

イントロダクション

　この本は、アトピー性皮膚炎のお子さんをもつ多くの親御さんが抱えているステロイドの塗り薬へのぼんやりとした不安を和らげ、ステロイドの塗り薬を正しく知り、適切に使ってもらうための本です。

　きっと、この本を手に取ってくださったあなたは、お家のことやお仕事を一生懸命やっていて、自分のことは後回しにして、毎日お子さんのスキンケアも頑張っているのではないでしょうか。
　その一方で、子どもがスキンケアを嫌がったり、ボリボリと掻いてしまったりしている姿にイライラしてしまうこともあるかもしれません。
　また、ステロイドの塗り薬をお医者さんの言うように塗っているけど、「こんなに塗ってもいいのだろうか?」と不安になっているかもしれません。

　SNS などインターネット上の情報を見ると、怖いこともいろいろ書いてあります。本屋さんに行っても、かかりつけ医の先生から教えてもらった治療とは全く違うことが書いてある本や、良さそうだなと思っても難しくて読めない本も多かったりで、困ってしまいますよね。

　僕は、神戸の公立病院で働いているアレルギーを専門とする小児科医です。急病の患者さんの中にも、お肌がガサガサしているお子さんを少なからずお見かけします。そんなお子さんの親御さんに、どんなスキンケアをしているか尋ねると、特にステロイドの塗り薬の知識が不足していて、大きな誤解をしていたり、残念な使い方をしていたりすることが多いことに気づきます。**ステロイドの塗り薬に関して、ほんのちょっと**

知識があればツルツルのお肌になれるのに、と残念な気持ちになります。

　この本では、まずアトピー性皮膚炎とステロイドの塗り薬の歴史からお話しを始めています。それぞれの歴史を知ることで、どのような流れでアトピー性皮膚炎にステロイドの塗り薬が使われるようになってきて、現在に至るのかがわかるからです。

　次に、ステロイドの塗り薬の良いところと悪いところについて包み隠さずお伝えします。悪いところもわかっているからこそ、良いところをしっかりと引き出すことができるからです。また、知らず知らずのうちに良かれと思ってやっている、けど実は間違った使い方についてひとつひとつ取り上げて解説しています。せっかくなら正しいやり方でやるほうが、結果も出やすく手抜きができるからです。

　そうは言っても、アトピー性皮膚炎は地道なケアを要する厄介な病気です。だからこそ、日々のスキンケアが楽しくなければ、ツルツルのお肌をキープするのは難しいです。そのため、楽しくスキンケアをするためのコツについてもいくつか提案しています。

　そして最後に、新しい治療を含めた、これからのアトピー治療について書きました。新しい治療はこれからも次々に出てくると思います。とはいえ、**スキンケアの基本はそんなに大きく変わるものではありません**。

　安全ですぐに効果が出る魔法のような何かを追い求めるのではなく、「**普通のことを普通にする**」ことが結局は一番の近道であることを理解していただけると思います。「普通のことを普通にする」ということがどういうことなのかは本文を読んでのお楽しみです。

　もし僕に診察に使える時間がたっぷりあったら目の前のお子さんと親

御さんにお話ししたいと思っている内容を、この本にギュッと詰め込みました。最初から最後まで目を通すのは大変だと思いますので、目次を見て気になったところだけつまみ読みをしていただければと思います。**「自分でもできそうなことを、どれかひとつくらいやってみよう」**という気持ちで読んでみてください。なお、この本の中には、6歳の女の子の患者さんが描いてくれた僕の似顔絵のアイコンが所々に出てきて、本文の理解をサポートしてくれています。いくつアイコンが出てくるか数えてみるのも楽しいかもしれません。

　最後に、素敵な推薦文を書いてくださった堀向健太先生、かわいいイラストを描いてくださった近田光明先生、なかなか筆が進まない僕を優しく煽りながらも素敵なアイデアをたくさんくださった丸善出版株式会社企画・編集部の渡邉美幸さん、僕の小児アレルギー診療をサポートしてくれる仲間達、僕にたくさんのエネルギーを与えてくれるアトピーの子ども達と親御さん達、僕のことを大切に思ってくれている妻と子ども達、この本を書く僕の背中を押し続けてくれた父の輝夫に深く感謝申し上げます。

2023年11月吉日

岡藤　郁夫

目　次

1章

納得して子どもにステロイドの塗り薬を使えるようになるために

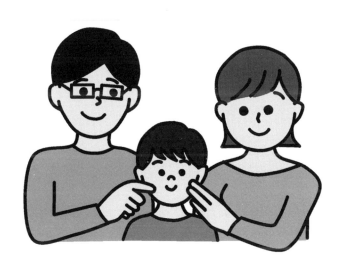

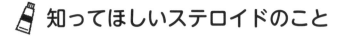

知ってほしいステロイドのこと

　プライベートで知り合った人と話をしていると、僕がアレルギーを専門にしている小児科医であることを知って、お子さんのアトピー性皮膚炎（以降、アトピー）について相談されることがよくあります。最近もこんな感じのやりとりがありました。

知人：「うちの子、アトピーで病院かかっているんやけど、よーならへんのや」

僕　：「そうなん。今、どんな治療しているん？」

知人：「なんか、医者からもらった薬塗ってる」

僕　：「薬の名前は？」

知人：「知らへん。保湿するやつちゃう？　知らんけど」

僕　：「…」

知人：「そうや、スマホに写真あるわ」

僕　：「顔とか、腕とか赤くなってかゆそうやなあ。これステロイドの塗り薬をちゃんと塗ったらすぐによーなるよ」

知人：「えっ、ステロイド！　そこまでして治したくないわ」

僕　：「イヤイヤ、ちゃんと使ったらいい薬やで」

知人：「イヤイヤ、怖いし」

　このあと、ステロイドの塗り薬について一通りお話ししましたが、結局使わなかったようです。最近ではずいぶんと少なくなりましたが、この知人のように、ステロイドの塗り薬に対する不安が強く、それをなかなか拭い去ることができない人もいらっしゃいます。しかし、多くの人は「へえ〜、知らんかった」といって、安心してステロイドの塗り薬を使ってくれます。そして、良くなったお子さんの写真を見せてくれたりします。

それにしても、なんでステロイドの塗り薬ってこんなに誤解されているんだろう？　**ちょっと適切な使い方の知識があったらアトピーで困らなくてもいいのになあ**と思いながら、ステロイドの塗り薬ってかわいそうやなあと、アトピーの患者さんの役に立とうとこの世に出てきたステロイドの塗り薬たちを不憫に思うのです。もう少し、**ステロイドの塗り薬のことを知ってもらいたいなあ…**と思うのです。

　僕自身はアトピーの診療が格別得意な医者というわけではありません。アトピーで有名な国内外のお医者さんや研究者の報告を学会などで聞いたり、論文や本で勉強したりして、患者さんの役に立ちそうなことを自分の診療に取り入れているだけのどこにでもいるアレルギーの医者です。でも、僕が診察したアトピーの患者さんたちに、その愚直に学んだことを教えてあげるだけで、みんな良くなってくれます。特別なことは何もしていません。もしかしたら、アトピーは治りにくい特殊な病気という印象をお持ちの方もいるかもしれませんが、実はそうではありません。多くのアトピーは、普通のことを普通にしたら普通に治っていく病気です。僕がいう「普通のこと」については後に触れるとして、中にはいくら普通に治療しても良くならない患者さんもいます。そういう時はアトピーの診療が得意なお医者さんにお願いします。でもほとんどの**患者さんはステロイドの塗り薬を上手に使えば、副作用が出ることもなく、良くなっていく**のです。

　ということで、僕が見聞きし、得てきたアトピーの治療薬としてのステロイドの塗り薬のことをお伝えし、多くの人に適切な情報を知っていただきたいと思います。そして、皆様が少しでも安心してステロイドの塗り薬を使えるようお手伝いができればと思います。

なぜステロイドの塗り薬に不安を覚えてしまうのか？

　僕の勤務する病院では、アレルギーやアトピーで初めて受診する患者さんに「ステロイドに対する抵抗感があるかどうか」を問診票で必ず確認するようにしています。「抵抗がある」「少し抵抗がある」と回答する方は以前より少なくなってきていて、今では **1割弱** です。一方で、はじめ「抵抗がない」と回答していた患者さんやその親御さんも、塗り薬を長い間使っていると「こんなに使っていて大丈夫なのだろうか？」と不安に思うようになることがあります。飲み薬にせよ塗り薬にせよ、ステロイドでもそれ以外のお薬でも、**長い間お薬を続けていると親としては多かれ少なかれ「このままで大丈夫なのだろうか？」と不安になってくるものです。**

　面白い話があります。面白いというと語弊がありますね。とても興味深いエピソードをご紹介します。知り合いがお子さんの食物アレルギーで僕の外来を受診しました。顔を見ると湿疹があります。塗り薬の希望も聴きながら通院してもらいました。元々の敏感肌もあってか塗ってはやめ塗ってはやめ繰り返してはいましたが、でも上手にコントロールされて、いつもツルツルピカピカのお肌をキープしていました。僕の病院に通いはじめて数カ月ほど経った頃に、診察室でママがポロリといいました。

「いつまでステロイドを塗らないといけないのですかねえ…」

　僕はビックリして、ママの顔を見て吹き出してしまいました。じつ

は、そのママは皮膚科のお医者さんで、しかもアレルギーを専門にしていたからです。患者さんにステロイドの塗り薬も処方していて、ステロイドをよく理解しているお医者さんなのです。「ママの立場では、ステロイドを長く使っていると複雑な気持ちになるんですね」と僕がいうと、ママも笑っていました。そんなお子さんも1歳のお誕生日を迎えた頃には、ステロイドの塗り薬から卒業できました。保湿剤だけでツルツルピカピカのお肌でいられて、食物アレルギーも治ってしまいました。

　ヒトは感情でモノを買い、理屈でそれを正当化する、といいます。衝動買いをしてしまい、パートナーにもっともらしいいい訳をした経験はありませんか？　**ステロイドの塗り薬に対する不安という感情も理屈ではない側面もあるのだろう**と、この皮膚科医のママから教えられた気がします。もちろん皮膚科医ですからステロイドの塗り薬の効果も安全性も、理論的にも経験的にも当然分かっているのです。でも、心の奥で「できればお薬に頼らず自然に治したい」という気持ちがチラチラと出てきていたようです。やはり、**子どもに長くお薬を使うことに抵抗のない親はいない**のだなと改めて考えさせられる出来事でした。

●お薬を使い続けることへの不安
　慢性の病気（慢性疾患といいます）では子どもでもずっとお薬を飲んだり注射をしたりしなければいけない場合があります。糖尿病など治療をしないと命の危険に繋がるような慢性疾患では治療そのものに抵抗を示すケースはほぼありませんが、アトピーのように治療をしなくてもすぐには命に関わらない場合は別のようです。はじめて来院した時には全身カサカサで真っ赤で、痛がゆくてイライラしていた子どもでも、ステロイドの塗り薬を適切に使ってツルツルになると、悪かった時のことを親子そろってすっかり忘れてしまって、治療が不十分になることがよく

あります。「お薬を塗るのが面倒臭い」「ベタベタするのが嫌」など、もちろんお子さんなりの理由があるのですが、それでお薬を中断してしまうとぶり返してしまうことも少なくありません。ただ、「お薬を塗りたくない」という子どものいいぶんを受け入れてしまう背景には親御さんの「できればステロイドを使わずに自然に治したい」という気持ちが少しはあるように思います。経験豊富な皮膚科のお医者さんでさえ、自分の子どもにステロイドを使い続けることに戸惑いがあったのですからね。ところが不思議なことに、例えば気管支喘息になって、ステロイドの吸入薬が必要となったら、すんなりと受け入れてくれるという一面もあります。**アトピーが命に関わる病気ではないという誤解があるのかもしれません。**

● 「ステロイド」ってどういうイメージですか？

　時々、僕の診察に慣れてきた患者さんや親御さんに「**ステロイドってどんなイメージ？**」と尋ねてみます。比較的多いのが「きつい薬」という答えです。イメージなので仕方がないのですが、「きつい薬」と聞くと、なんだか複雑な気持ちになります。というのも、この「きつい薬」という響きの中に「副作用が強い薬」という極めて否定的な語感があるからです。自分の仲のいい友達のことを他の友達に「あいつ意識高い系やからな」と皮肉を込めていわれている感じです。こういう時は「ステロイドの塗り薬は効果が高いお薬だけど、ちゃんと使ったら『きつい薬』ではないですよ」とお伝えしています。

　もう1つ、時々あるイメージが「ドーピング」です。そう、筋肉増強剤の「ステロイド」で、古くは1988年のソウル五輪の男子100メートルで優勝したベン・ジョンソンが筋肉増強剤を使用していたことが発覚して金メダルを剥奪されたので、とってもネガティブなイメージですよ

ね。ただし、筋肉増強剤のステロイドとアトピー治療などの医療で使われるステロイドは全く別のお薬です。

　ステロイドにはいくつかの種類があり、筋肉増強剤のステロイドは男性ホルモンで、文字通り筋肉を増強する効果があります。別名アナボリックステロイドと呼ばれてもいます。一方、医療で使われるステロイドは副腎皮質ステロイドで、炎症を抑える効果があります。今ではもう慣れてしまいましたが、この医療で使われるステロイドのイメージしかなかった僕は、「ドーピング」をイメージするという発想に当初はビックリしていました。**筋肉増強剤のステロイドとアトピー治療で使うステロイドは全く違うモノなので、安心してくださいね。**

●どうすれば患者さんの不安を軽くできるのか

　なぜステロイドの塗り薬に対する不安が生じるのか、当然お医者さんの間でも議論されていて、ステロイドの塗り薬に対する誤解から、恐怖感や不安感が生まれているのではないかといわれています。具体的には、次の3つのことが挙げられています。

①ステロイドの飲み薬と同じ副作用が、塗り薬でも出てしまうという勘違い

　リウマチなどの免疫の病気（自己免疫性疾患といいます）ではステロイドの飲み薬を長期間飲まなければいけない場合があります。そういう患者さんでは、高血圧になったり、顔が丸くなって体重が増えてしまったり、骨が脆くなったりという副作用が頻発します。ただ、こういう病気で使うステロイドの量はアトピー治療で使うよりも極めて多いです。アトピー治療で使うステロイドの通常量ではこのような全身の副作用が出ることはまずありません。

②アトピーそのものの悪化をステロイドの塗り薬の副作用と勘違い

　湿疹でステロイドの塗り薬を使っていると、「前はすぐ良くなったのに、良くなるのに時間がかかるようになった」と、ステロイドが効かなくなったと訴える方がいらっしゃいます。こういう場合、アトピー自体が悪化しているのであって、ステロイドの塗り薬が効かなくなったわけではないことが多いです。

③適切な塗り方ができていないので効果が実感できない

　「イヤイヤ、適切な塗り方を教えてもらったことなんてないし」と内心思っていらっしゃることと思いますがここではまだ、お医者さんたちはこのように不安の原因を分析しているということで、さらりと読んでください。どのくらいの量をどうやって、どのタイミングで塗ればいいのか、3章でしっかりとお話しします。

　さて、この3つの誤解を解くために、

- 十分な診察時間をかけて説明する
- お薬の塗り方を具体的に示す
- 診察の時にはステロイドによる副作用の有無を丁寧に観察する
- 症状に応じた塗り薬を選ぶ
- 1日で塗る回数と量を具体的に示す
- 患者と医療者の間に信頼関係を築く

　これらのことが大切であると、お医者さんたちの間で共有されています。

コラム1：お医者さんたちのジレンマ

　以前、日本小児アレルギー学会という、子どものアレルギーの診療を良くしたいと思っているお医者さんなどの集まりで、「アトピーの診察にどのくらい時間をかけて取り組んでいるか」というWEBアンケート調査を行いました。すると、多くのお医者さんは通常の風邪などの診療と比べて初回の診察では3〜5倍、2回目以降でも1.5〜3倍の時間をかけて診察をしていることが明らかになりました。

　ただ、ここで問題なのは、どんなに時間をかけて説明したり、お薬の塗り方を詳しく説明しても、全く収入に繋がらないことです。それどころか、時間をかけたぶん、他の患者さんを診ることができないので、かえって損をしてしまいます。だからといって、患者さんに適切なステロイドの塗り方などを説明しないのでは本末転倒ですので、手を抜くわけにはいきません。ここにお医者さんたちのジレンマがあります。医療報酬制度に問題があるんだなと知っていると、いつものお医者さんが違って見えるようになるかもしれません。

●適切な診療を受けるために

　ここでお医者さんからのお願いです。病院に行く時は、今使っているお薬をどこにどのくらいの量塗っているかなど、いつもやっていることを簡単でもいいので書いてきていただければ助かります（**表1**）。もし余裕があれば、信頼できる情報源からアトピーの基礎知識をちょっと予習してもらっていれば、もっと助かります。信頼できる情報は、厚生労働省と日本アレルギー学会が一緒に作っている「アレルギーポータル（https://allergyportal.jp/）」というWEBサイトから手に入れることがで

きます。こうして患者さん自身が良くなりたいという熱意をお医者さんに示せば、きっとお医者さんも熱心に応えてくれると思います。僕たちも頑張りますので、ご協力いただけると嬉しいです。

表1　受診する前にチェックしてみよう！

確認事項	患者さん記入欄
今使っているお薬	
どこに、どれくらい塗っているか	
症状はいつからあるか	
アレルギー歴	
家族にアレルギーやアトピーのある人はいるか	
心配なこと、先生に聞きたいこと	

アトピーってどんな病気ですか？

●アトピー性皮膚炎の歴史

　アトピーは現在では誰でも知っている病気ですが、そもそも「アトピー性皮膚炎」という病名が登場したのは 20 世紀に入ってからで、病気としては比較的新しいものです。ただ、古い記録の中には、アトピーだったんだろうと思わせる記述がいくつかあります。一番古い記録は、ローマ帝国の初代皇帝アウグストゥス（紀元前 63 年〜西暦 14 年）がかゆみの強い慢性の皮膚疾患を患っていたという記録です。強いかゆみのために、アカスリ器で体をいつも烈しくこすっていたそうです。そのため、皮膚のあちこちがカサブタのように厚く固くなっていたといいます。そして毎年決まった時期に鼻炎で悩まされたとの記録から、恐らく何らかの花粉症を発症していたのでしょう。ということで、少なくともローマ時代にはアトピー（そして、花粉症も）は存在したようです。

　それから随分と時が過ぎて、17 世紀はじめに強いかゆみを伴う喘息発作の患者さんの記録が残っています。病名の記載はありませんが、恐らくこの方も今でいうアトピーだったとみられています。

　19 世紀後半になると、アトピーと思われる患者さんの皮疹の様子や原因と思われるものから病名をつけようとする動きが活発になります。今では、**アトピー性皮膚炎とは「増悪と軽快を繰り返す瘙痒_{そうよう}のある湿疹を主病変とする疾患であり、患者の多くは『アトピー素因』を持つ」**と定義されています。「アトピー素因」とは、

①気管支喘息、アレルギー性鼻炎、結膜炎、アトピー性皮膚炎のうちいずれか、あるいは複数の疾患をかつて持っていたり、家族がこれらの疾患を持っていること。

　または、

②アレルギーの免疫反応で出てくることが多いIgE抗体を作りやすい体質を持つこと

を指しています。ですが、この定義に従っても、乳幼児、学童、成人と皮疹がある場所が微妙に違ったり、悪くなる原因が違ったりで、実は「アトピー性皮膚炎」と診断するのは、恐らく、みなさんが考えている以上に難しいものなのです。だから、昔のお医者さんたちが病名をつけるのにかなり苦労したことがとっても理解できます。

●分かってきたアトピー性皮膚炎の特徴

　世界中のお医者さんがたくさんの患者さんを診察して、ああでもないこうでもないと話しあって、「幼小児期から始まる慢性的な湿疹」「過敏な免疫」「成長とともに変化する皮疹の出る場所」「家族歴がある」という具合にだんだんとアトピーの特徴が定まってきました。そして、この病気を「アトピー性皮膚炎」と呼びましょうとようやく決まったのが1930年代のことです。アトピーとは、「奇妙なこと」「異常」という意味のギリシャ語に由来しています。この当時はまだ（アトピーと診断できる）患者さんの数も少なく、原因もよく分からない奇妙な皮膚病だ、という感じだったのでしょう。

　医学というのは病名がつき原因が分かると、診断の方法や治療法が大きく進みます。アトピーについても然りで、どうやらアレルギーの病気を合併することが多いということが明らかになってきました。そして

1950 年代には幼少期のアトピーに食物アレルギーが大きく関与していることが注目を浴びました。今では、**アトピー性皮膚炎で皮膚が荒れていることが原因で食物アレルギーになってしまうことが明らかになっています**。ということは、乳幼児期にアトピーになったら、塗り薬を正しく塗ってお肌をツルツルにしておけば、食物アレルギーの発症を予防できるかもしれない、と世界中のお医者さんが機序の解明や予防法の確立に一生懸命取り組んでいます。

　しかし 1950 年代当時は、食物アレルギーが原因でアトピーが起こるのだろうと考えられていて、アレルギーの原因になる食物を除去してアトピーを治そうという試みが日本でも行われていました。その結果、過剰な食物除去に苦しむ親子がいたという歴史があります。

　さて、同じく 1950 年代にアトピーの治療に大きな変化をもたらすお薬が誕生しました。それがステロイドの塗り薬です。

 コラム 2：IgE 抗体ってなんですか？

　抗体とは免疫物質の 1 つです。IgE 抗体は、何種類かある抗体の中の 1 つです。外から入ってきたアレルゲンに反応して体を守るために作られるものですが、その体の反応が強過ぎるため、皮疹が出たり、鼻水が出たり、咳が出たり、場合によっては血圧が下がったり、意識が無くなったりするのです。

ステロイドってどんなお薬ですか？

●ステロイドの歴史

ステロイドはヒトの体にある副腎という臓器（腎臓の上にちょこんと乗った、小さな臓器. **図1**）の皮質と呼ばれるところで作られるホルモンです。ステロイドがお薬として初めて人に使われたのは注射のお薬で、1948年のことです。寝たきりだった関節リウマチの患者さんがステロイドの筋肉注射を受けたことで歩けるようになったことは当時大きなニュースになりました。そしてなんと2年後の1950年、ステロイドの発見と抽出に成功した2人の研究者と1人の医師がノーベル生理学・医学賞を受賞しました。

通常、ノーベル賞の受賞は最初の発見から約20年ほどかかるといわれています。その発見が本物なのかどうかを見極めるにはそのくらい時間がかかるからなのですが、とても画期的、かつ疑いようのない発見については受賞までの期間が短くなります。最近ではiPS細胞を発表して

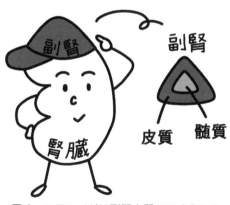

図1　ステロイドは副腎皮質でつくられる

ノーベル生理学・医学賞を受賞した山中伸弥先生の受賞がかなり早かったといわれていますが、それでも6年かかっています。ですから、2年でノーベル賞を受賞したステロイドがいかに驚異的なスピードでの受賞で、いかに画期的で人類にインパクトを与える成果だったかが分かるかと思います。

　ノーベル賞受賞の翌年1951年に、日本でも初めて関節リウマチの患者さんにステロイドが使われました。その後、それまで治療法が無かった多くの病気に次々と使われるようになり、ステロイドは近代医学の発展に大きく貢献したお薬の1つになりました。

　しかし、しばらくしてステロイドが糖尿病、感染症、骨粗しょう症、精神的症状など重篤な副作用を引き起こすことも明らかとなり、大きな期待とともに歓迎されたステロイドは、一転して「死を早める薬」といわれ酷評されることになります。ですが、ステロイドによって症状が良くなった患者さんがいたこともまた事実です。

　そこから多くの研究者やお医者さんが、ステロイドの効き目を残し、できるだけ副作用の出ないお薬の開発や使い方の研究を重ねました。そして、1948年にされた最初の報告から75年の歴史を経た現在では、副作用を減らし効果を最大限に引き出す使い方が明らかになり、多くの病気にとってなくてはならないお薬として全世界で使われています。

●アトピーの治療薬としてのステロイド

　塗り薬としてステロイドが初めて使われたのは、ノーベル賞受賞から2年後の1952年のことです。塗り薬としても抜群の効果を示し、日本でも湿疹の治療薬として瞬く間に広く普及しました。

　ところで、ご存じの方もいるかもしれませんが、ステロイドの塗り薬には強さのランクがあります。強いほうから「ストロンゲスト（I群）」

「ベリーストロング（Ⅱ群）」「ストロング（Ⅲ群）」「ミディアム（Ⅳ群）」「ウィーク（Ⅴ群）」の 5 つに分けられています[1]。これらのお薬を症状の出ている部位や症状の強さなどに合わせて使うのですが、もちろん強いランクに分類されているお薬ほど、その効果も強くなります。ですが、お医者さんで処方されたお薬が例えばストロンゲストに分類されるものだからと過剰に怖がる必要はありません。逆にウィークだからと、塗らなくてもいいかなと思ってはいけませんよ。

　炎症が強く、かゆみなどの症状が強いのであれば、できるだけ早く落ち着かせるために強いお薬で症状を抑え込む必要があります。かゆくて眠れないのではお子さんもかわいそうですし、親御さんもつらいですよね。お薬の塗り方はまた後ほど詳しくお話しします。

　さて、このステロイドの塗り薬の作用の中には血管を縮める働きが含まれています。血管が縮まることでその部分は皮膚（肌）が白く見えるのですが、そこに目を付けた人たちがいました。1970 年代のことです。この頃からステロイドの乱用による副作用の問題が目立つようになり、悪い意味で世間の注目を集めてしまいます。

　1970 年代に入り、アトピーではない女性の間で、化粧の下地にステロイドの塗り薬を塗ると肌が白くなるため、美白の薬としてもてはやされ、乱用されてしまいます。ステロイドの塗り薬には血管を縮める働きがあり、顔が白く見えるという効果があるのでしたね。しかし、ステロイドの塗り薬を顔に長期間続けて塗っていると、顔が赤くなってシワシワになる酒さ様皮膚炎という副作用が出現します。お薬の副作用と気付いても、この副作用を治すためにステロイドの塗り薬を一気にやめたらやめたで、激しい皮膚炎を起こしてしまいジュクジュクになり苦しんだ方が少なからずいらっしゃったようです。このような方々の多くは強いステロイドの塗り薬（ストロング以上）が長期間にわたってお顔に使わ

れたためにこのような副作用が生じたものでした。

　さて、覚えていますか？　お薬は症状やその部位などに合わせて使用されるのでしたね。「用法用量を守って」というのは、効果を十分に発揮させるためと、もう1つ、できるだけ副作用が出ないようにということでもあります。その後は、お顔に対しては比較的弱いステロイドの塗り薬（ミディアム、IV群）を塗るようにお医者さんや薬局で注意を促すことでこのような副作用の発生は激減しました。

　ところが、1990年代に入り、酒さ様皮膚炎で苦しんだアトピーの患者さんについてニュース番組やマスコミが取り上げ、「悪魔の薬」といって不安を煽りはじめます。当時のお医者さんは、このような誇張された情報はそのうち下火になるだろうと静観していました。ところが、マスコミの報道はどんどん加熱していき、当時大人気だったニュース番組でステロイドの塗り薬の副作用について1週間の特集が組まれたことでステロイドへの不信が高まりました。そしてとうとうアトピーの診療が大混乱に陥ります。今までステロイドの塗り薬を適切に塗って問題なく生活していた患者さん達までもがステロイドの塗り薬をやめてしまい、一気に状態が悪くなるという事態を招いてしまいました。当然、医療の現場は大変だったようです。僕はその頃はまだ医学生でした。アトピーの友人や知人もたくさんいて、皆、とても困っていました。僕のところにも相談にきたりしたのですが、医学を学んでいた僕にも何が本当なのかよく分かりませんでした。

　更には、混乱に乗じて、アトピーの患者さんを狙って高額な商品を販売する悪徳商法もあらわれ、事態はどんどん悪化していきます。これに対して日本皮膚科学会が1998年に「アトピー性皮膚炎治療問題委員会」というグループを作って、実態調査を行いました。インターネットで効

果を過剰に訴えた化粧品やエステの広告、ステロイドの成分が入っているのに入っていないと偽って販売していた塗り薬など、多くの実態が明らかになりました。この委員会の委員長だった竹原和彦先生（金沢大学皮膚科 元教授）は、アトピーの患者さんに対して標準治療ではない治療をして儲けている活動を「アトピービジネス」と名付けました（標準治療については**コラム 3** も参照ください）。複数の本も執筆され、「アトピービジネス」の撲滅に多大な貢献をされました。

　いろいろな事柄が起こりましたが、ステロイドの塗り薬は今でも世界中でアトピー治療の主役として使用されています。今では、アトピー性皮膚炎という病気の仕組みも随分と分かってきて、お医者さんの間でも治療方法の違いは随分と小さくなりました。また、**5章**で取り上げますがステロイド以外の治療法も出てきていますし、医薬品や化粧品などの広告の仕方も法律で細かく決められ、「アトピービジネス」は鳴りを潜めています。

 ## コラム 3：エビデンスと標準治療

　最近、テレビやインターネット上で専門家が医学情報を説明している時に「エビデンス」という言葉を使っているのをよく見聞きしますよね？　エビデンスは英語で evidence と綴り、その語源はラテン語で「明白であること」や「根拠」を意味する evidentia です。「e-」は「外に」、「vid」は vision や video などのルーツでもあり「見える」という意味があります。ということで、evidence は「外に出して見える化すること」、つまり「根拠」「証拠」という意味で使われるようになりました。医学分野でこのエビデンスという言葉がよく使われるようになったのは、ちょうど、国内のアトピー治療が混乱を極めて

いた 1990 年代のことです。

　理論に偏りがちだったそれまでの医療の反省から、病気の診療方針を決定する際に、理論や医師個人の限られた経験に頼るのではなく、実際にある程度の数の患者さんにその治療をした結果がどうだったのかをフェアに評価された論文など、しっかりとした根拠（エビエンス）に基づいて行うことが重視されるようになりました。僕も駆け出しの頃には、上司から「その治療のエビデンスはあるの？」とよく尋ねられました。今でも、目の前の患者さんに最良の治療を受けてもらい元気になってもらうため、必死になって教科書を読んだり参考になる論文を探したりして、学び続けています。そうして得た知識、あるいは生じた疑問を診療に活かし、より良い治療法や、治療上の注意点が見つかったら、自分が工夫したことを付け足して論文を書きます。それが新たなエビデンスとして、他の患者さんの役に立っていくのです。こうやって、医療は日々進歩しています。

　一方「標準治療」とは、ある病気のある状態の患者さんに対して推奨される治療のことで、エビデンスに基づいて最良であると示されている治療のことを指します。ここ数年『○○○が９割』という本がよく売れているようですが、この書き方に則ると少し乱暴かもしれませんが、「○○の治療は△△が９割」！　となります。つまり、その病気の９割が良くなる治療が標準治療のイメージかと思います。「なんだかマニュアルに載っている治療をそのまますすめられて、個別の事情を考慮していなくて乱暴だな」と感じる方もいらっしゃるかもしれませんが、そんなことは全くありません。「身体的にも、経済的にもできるだけ負担が小さく、有効性がしっかりと確認されている治療」というのが適切な表現と思います。そして、こ

れら標準治療は誰もが平等に受けられる治療として、公的医療保険の適用になっているのです。この章の最初のほうでお話しした「普通のことを普通にすれば普通に良くなる」というのはこの標準医療のことです。

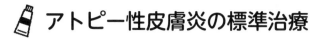

アトピー性皮膚炎の標準治療

●ステロイドの塗り薬の現在の位置付け

　医療の世界では、**どこに行っても同じ質の治療が受けられる**ように多くの病気でマニュアルが作られています。このマニュアルを「**診療ガイドライン**」といいます。このガイドラインは、その病気の患者さんをたくさん診ていて、その病気についてよく知っているだけではなく、その病気に関する研究報告もたくさんしているその道のプロが集まって、その病気の患者さんをどうやって診断するか、どうやって治療するかなどを話し合い、ギュッとまとめたマニュアルです。お医者さんたちはこのガイドラインに沿って、診察や治療をするのです。また、医学は日々進歩しているので、一度完成させてもそこでおしまいではありません。新しい情報を付け加えたり、修正を加えたりして新しいガイドラインをまとめ直します。できるだけその時点で最高の医療を患者さんに提供できるように、みんな頑張っているのです。

　アトピーにももちろん**診療ガイドライン**があります[1]。現在一番新しいものは 2021 年に改訂されました。国内のアトピーの診察が得意な皮膚科や小児科のお医者さんたちが時間をかけ、科学的に証明された報告をもとに頑張って作られたものです。その中に普通のお医者さんがアトピーを診療する上で患者さんからの質問が多かったりして迷うこともある事柄を 33 個選んで回答しているページがあります。そして、その回答の根拠がどの程度確かなのかを高い順に A, B, C と採点しています。ちなみに、この根拠の高さを示すものとして「**エビデンス**」というものがあります（**コラム 3** 参照）。この 33 個の疑問の一番最初に挙げられているのが「アトピー性皮膚炎の治療にステロイド外用薬はすすめられる

か」です。これに対する回答は「アトピー性皮膚炎の治療にステロイド外用薬は有効と考えられ、適切な使用を前提に副作用を考え含め、すすめられる」と書いてあります。しかもその根拠も確かであることを示すA判定です。なお、お薬が効くかどうかは、とても厳しいルールのもとで判定されます。

　治療方法やお薬の研究では、実際に患者さんへの治療・投薬によって評価されますが、研究に参加できる患者さんについても、とても厳しい基準があります。患者さんは、本物のお薬を使うグループと、偽物のお薬（偽薬といいます）を使うグループに分けられます。その患者さんがどちらのグループに入ったかは、患者さん本人はもちろん、治療をしているお医者さんにも分からないようにグループ分けをします。そして、事前に決められた基準に従って、「そのお薬が本当に効いているのか」「安全なのか」「どんな患者さんに効きやすいのか」などを詳しく調べます。そして、その研究結果を解析して論文にまとめ、報告をするのですが、論文が完成するまでの間も、「患者さんに失礼なことをしていないか」「ちゃんとした方法で研究しているか」「結果をごまかしていないか」「著者はちゃんとデータに基づいた主張をしているか」など、その道のプロからこと細かなチェックが入ります。そして同じような研究が、世界の様々な国や地域、民族でも行われ、「結果にばらつきがないか」「ばらつきがあったとしたら，ばらつきの原因は何かなどが議論された上で、その結果がほぼ確実と判断されたものにのみA判定が下されるのです。ちなみにアトピー性皮膚炎診療ガイドラインにある33個の疑問の回答でA判定が出たのは10個でした。

　先ほどの「アトピー性皮膚炎の治療にステロイド外用薬はすすめられるか」という質問に対する「**アトピー性皮膚炎の治療にステロイド外用**

薬は有効と考えられ、適切な使用を前提に副作用を考え含め、すすめられる」という回答ですが、僕ら普通のお医者さんにとってはとても大きな意味があります。国内のアトピー診療をリードしている偉いお医者さんが国内外の研究成果を、目を皿のようにして隅々まで見て、気の遠くなるような時間をかけて導き出した結論なのです。何を隠そう僕も違う病気のガイドラインで同じ作業をしたことがあるので、どれだけのお医者さんたちが、わずかしかないプライベートの時間をけずってどれだけの手間暇をかけてこの文章を書き上げているか身をもって知っています。アトピーの治療にステロイドの塗り薬を使うことは、世界中の専門家たちのお墨付きをもらっているということなのですね。

　そんなわけで、アトピーの治療には副作用のことを考えたとしても、ステロイドの塗り薬を使うことをおすすめしつつ、次からは「適切な使い方」「よくある勘違い」などをご紹介していきます。

まとめ
- アトピーは古くからあるけど、新しい病気
- ステロイドは半世紀以上前からアトピー治療の主役
- 標準治療は多くの人のただならない情熱でできている

●文　献
1）アトピー性皮膚炎診療ガイドライン 2021：（https://www.dermatol.or.jp/uploads/uploads/files/guideline/ADGL2021.pdf）

2章

ステロイドの塗り薬の
良いところと悪いところ

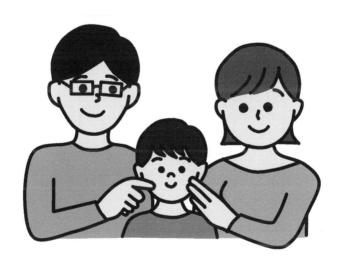

おさえておきたい皮膚のなりたち

　皮膚は僕たちの体を守る大切なバリアの役割を果たしていることはご存知かと思います（**図1**）。これをイメージするために、皮膚を家の外壁として考えてみましょう。家の外壁は、風や雨、暑さや寒さをしのぎ、家の中にいる家族を守ってくれます。これと同じで、皮膚も外からの刺激や細菌などの侵入を防ぎ、内側にある水分や栄養などいろんなものを守ってくれるのです。

　皮膚は3つの層から構成されています。一番外側にあるのが「**表皮**」、真ん中にあるのが「**真皮**」、そして一番内側にあるのが「**皮下組織**」です。

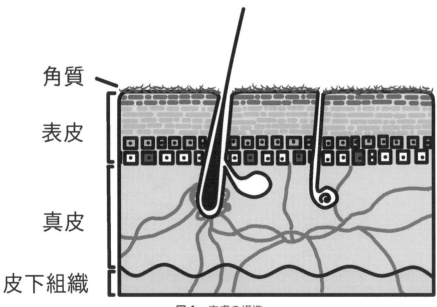

角質

表皮

真皮

皮下組織

図1　皮膚の構造

●表皮

　表皮はまるで屋根瓦のように細胞が重なってできています。この層の細胞は、新しい細胞が作られることで徐々に外側に押し出され、最終的には角質と呼ばれる硬い細胞になります。角質は、水分を保持する働きがあり、皮膚の乾燥を防いでくれます。

　また、表皮は細菌やウイルスなどの外敵から身を守る役割もあります。みなさんが毎日一生懸命やっているお化粧は、この表皮の上に化粧品を塗ることで、皮膚の色ムラを整えたり、肌のトーンを明るく見せたりしているのです。ファンデーションやコンシーラーを使って、表皮の上に均一な膜を作ることで、肌のキメを整える効果があります。ただし、過度なお化粧や間違ったスキンケアが表皮に負担をかけることがあるのは、ママもお子さんも同じです。

●真皮

　真皮は、皮膚の弾力や強さを支える役割を果たしています。これは、家の骨組みのようなものです。真皮には、コラーゲンというタンパク質があり、皮膚の強度を保ちます。また、血管や神経、汗腺などがあります。血管は栄養や酸素を皮膚に運んで、老廃物を運び出します。神経は皮膚の感覚を伝え、汗腺は体温調節のために汗を出します。

　お化粧では、真皮に影響を与えることはありませんが、肌に優しい化粧品を使うことで皮膚への刺激を減らし、お肌を健康に保つことができます。また、スキンケアによって真皮に働きかけることで、皮膚の弾力やハリを保つことができます。例えば、保湿成分を含む美容液やクリームを使用することで、真皮のコラーゲンの生成を促し、若々しいお肌を保つことができます。

●皮下組織

　皮下組織は、皮膚の一番奥にある層で、脂肪細胞が多く含まれています。この層は、衝撃を吸収し、体温を保つ働きがあります。また、皮下組織には血管やリンパ管が通っており、栄養や酸素を運んだり、老廃物を排出する役割も果たしています。

　この層も真皮と同様に、お化粧やスキンケアの直接的な影響はほとんどありませんが、全身の健康状態が皮膚にも影響を与えるため、栄養バランスの良い食事や適度な運動、十分な睡眠を心がけることが重要です。

 コラム4：皮膚？　肌？

　一冊の本を手にした時、同じ内容を異なる言葉で繰り返し表現していたら、読者はその背後に何らかの意味があると感じることが多いでしょう。例えば、「薬」と「お薬」のような表現が混在していれば、その違いに何か意味があるのではないかと想像しますよね。ですから、僕も文章を書くときは同じ意味の言葉は統一するように心掛けています。

　さて、日本語には「皮膚」と「肌」という言葉がありますが、興味深いことに、この2つをインターネットの多言語翻訳にかけてみると、日本語以外の言語では明確に区別をする言葉は存在しないようです。

　では、なぜ僕たち日本語話者は「皮膚」と「肌」を区別しているのでしょうか。この本を書きながら、僕自身もこの2つの言葉を無意識に使い分けていることに気付きました。少し気になったので辞書を引いてみると、「皮膚」は「動物の体を覆って保護する組織」としての役割を指すそうです。一方で「肌」は「皮膚」と同じ意味も持ち

ますが、例えば「山肌」「木の肌」といった具体的な表面を示す場合や、「肌が合う」「肌で感じる」「職人肌」といった人の感性や気質を表す時にも使われると書いてありました。つまり、「肌」という言葉には感情や感覚が色濃く含まれているのです。

　このように、日本語の「皮膚」と「肌」には違いがあります。いかにも日本人らしい繊細な言葉の使い分けですね。この本を読む皆さまにも、この２つの言葉の違いを感じ取りながらお読みいただきたいと思います。

アトピー性皮膚炎の原因はなんですか？

　アトピー性皮膚炎（以降、アトピー）とは「原因もよく分からない奇妙な皮膚病」という意味の病名であることを1章でお話ししました。実際、病名が世の中に定着してからも、なぜ病気になるかという仕組みはよく分かっていませんでした。しかし、21世紀になり研究が大きく進み、その仕組みが徐々に明らかになってきています。最近では「**皮膚バリア機能の異常**」「**アレルギー炎症**」「**かゆみ**」の3つがお互いに関わり合いながら悪いサイクルが回ってしまうことで、アトピーが発症し悪化するという説が日本の皮膚科の先生から提唱され、世界的に広まっています。

　この説は、「**アトピー性皮膚炎の三位一体論**」といわれています。「皮膚バリア機能の異常」「アレルギー炎症」「かゆみ」のどれか1つに一生懸命になるのではなく、この3つを万遍なくケアすることで、効率よくアトピーをコントロールできるようになります。この3つについて、簡単に解説していきますね。

●皮膚バリア機能の異常

　皮膚が痛んでしまっていると、外からアレルゲンがドンドン入ってきて大変なことになってしまいます。この皮膚が痛んでしまっている状態を「皮膚バリア機能の異常」といいます。この皮膚バリア機能の異常をもたらす要因は大きく2つあります。

　1つは皮膚バリアを傷つける生活習慣です。洗浄力の強いボディーソープでお肌をゴシゴシしたり、エアコンの効いた乾燥した室内で過ごしたり、実は今のライフスタイルはお肌にとってあまり優しくないようです。

もう1つは、遺伝的素因です。フィラグリンという表皮にあるタンパク質が皮膚バリア機能に関与していることが明らかになり、その遺伝子異常が皮膚バリアの機能低下に影響を及ぼすことが明らかになりました。いずれにしても、保湿剤はこの皮膚バリア機能の低下を補ってくれます。

●アレルギー炎症

　皮膚バリア機能が低下すれば、アレルゲンがドンドン入ってきて皮膚の中で色んな細胞がザワザワして、お互いにサインを送り合い、連携してアレルギー反応を起こします。いったん細胞がザワザワしはじめると、ちょっとした刺激でも大騒ぎするようになってしまいます。ステロイドの塗り薬はこのアレルギー反応をなだめる役割です。これを消防士さんに例えて考えてみましょう。

　消防士は、燃えている建物に直接水をかけることで、火を消します。ステロイドの塗り薬も、炎症を起こしている皮膚に直接塗ることで、炎症を消し去るのです。しかも、ステロイドの塗り薬は、短期間で効果が現れることが多いため、症状が強い時には非常に役に立ちます。

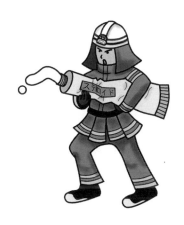

●かゆみ

　アトピーの患者さんを悩ませるかゆみですが、お肌をボリボリかくこと自体がアトピーの原因となっています。かくことで皮膚バリアが更に壊され、かくことが刺激になってアレルギー炎症が更に強くなるからです。保冷剤などで冷やすとかゆみは軽くなります。でも、標準治療でアトピーのコントロールを良くすることが結局は一番の近道なんです。

 ## コラム 5：皮膚の守り神、フィラグリンのお話

　皮膚は外からの刺激や侵入者を防ぐ大切なバリアです。その働きを支えるフィラグリンというタンパク質についてもう少しお話しします。

　フィラグリンは表皮にたくさんあって、表皮にある細胞と細胞をくっつけているノリのような役割をしています。そして、細胞同士を石垣のようにガッチリと固めておくことで、皮膚の水分を保ち、皮膚のバリア機能を維持しているのです。

　では、もしフィラグリンの働きが不十分だとどうなるでしょうか？　フィラグリンというノリの接着力が付箋みたいに弱いと、細胞と細胞の間がスカスカになってしまいます。すると皮膚の水分が逃げてしまうために表面が乾燥し、外からの刺激に弱くなってしまいます。

　アトピーとフィラグリン遺伝子の関係は、研究で明らかになっており、フィラグリン遺伝子に変異がある人は、アトピーになりやすいとされています。ちなみに、フィラグリン遺伝子の変異は、手のひらのシワが多いこととも関係があるといわれています（**図2**）[1]。手のひらの親指の付け根の膨らみ（母指球）のシワが多い人はフィラグリン遺伝子に変異があることが多いということです。なんだか

手相占いみたいで面白いでしょ？

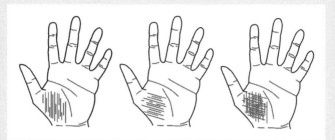

図2 フィラグリン遺伝子に変異があることが多い[1]

皮膚の炎症が続くことの不利益

　アトピーは長く付き合っていく病気なので、お子さんが大人になった姿もイメージして治療戦略を立てていく必要があります。戦略を立てるには、今後どんなリスクがあるかを事前に知り、そのリスクの芽を摘んでおくと、アトピーを上手にコントロールし、かゆみなどの不快な症状で辛い思いをせずに過ごすことができます。ここではアトピーのコントロールが不十分であった場合の、子どもと家族にとっての不利益について、短期的な側面と長期的な側面から見ておきたいと思います。

●子どもに生じる短期的な不利益

①かゆみ

　アトピーの主な症状であるかゆみは、子どもにとって大きなストレスになります。かゆみは集中力を低下させるため、学業や遊び、スポーツなどの活動に対する興味喪失やパフォーマンス低下に繋がります。

②睡眠障害

　かゆみが強いと、夜間に目が覚めてしまったり、寝つきが悪くなったりすることがあります。これは、子どもの成長や学業をはじめとして昼間の活動に悪影響を与えることがあります。

③皮膚の損傷

　かゆみに耐えかねてかきむしってしまうことで、皮膚に傷ができ、感染症のリスクが高まります。細菌感染やウイルス感染が起こると、症状が更に悪化し、治療期間が延びることがあります。

④学業や遊びへの影響

アトピーの症状がひどいと、勉強や遊びに集中できなくなることがあります。これは子どもの成長や社会性に悪影響を与えることがあります。

⑤社会的なストレス

皮膚の赤みや湿疹が目立つことで、周囲からの視線や評価が気になり、自己評価が下がることがあります。これが原因で、友達付き合いや学校行事への参加を避けるようになり、孤立感が増すことがあります。

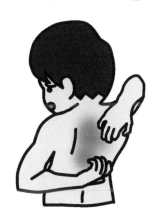

●子どもに生じる長期的な不利益

①アレルギー疾患の進行

アトピーが適切にコントロールされない場合、食物アレルギーや喘息、アレルギー性鼻炎などのアレルギー疾患を発症しやすくなります。特に喘息は呼吸器系に影響を与えるため、運動能力が低下し、日常生活の質にも影響を与えることがあります。アレルギー疾患が複数発症すると、それぞれに対する治療も必要になるので、毎日のケアや治療が大変になります。

②心理的健康への影響

　アトピーが長期間続くことで、子どもは人前に出ることが嫌になったり、自己肯定感の低下や孤立を感じることがあります。これにより、うつ病や不安障害などの心理的健康問題が発症するリスクが高まります。また、長期的なストレスは免疫システムにも悪影響を与え、アトピーの症状を更に悪化させたり治りにくくしたりする可能性があります。

③心臓や血管の病気

　アトピーが慢性化すると体全体に炎症反応が及び、大人になってから心臓や血管の病気を発症するリスクが高まることが研究で示されています[2]。例えば、発症リスクが高まる可能性のある病気として、動脈硬化や心筋梗塞、脳卒中といったものがあげられています。これらの病気は、将来の健康にも大きな影響を与えることがあります。

④悪性腫瘍のリスク

　一部の研究では、アトピー患者はアトピーのない人に比べて悪性腫瘍、特にリンパ腫の発症リスクがわずかに高いことが示されています。アトピーが慢性化し、免疫システムに影響を与えていることが、悪性腫瘍のリスクを高める要因になると考えられています。

　1章で「命に関わる病気ではないという誤解」とお伝えしたのは、③や④のような報告がされているからでもあります。

●家族に生じる短期的な不利益
①世話の負担

　子どものアトピーがコントロールできていないと、お世話がどうしても大変になります。皮膚のお手入れやお薬の管理、通院など、日常生活に追加の負担がかかります。

②精神的ストレス

　子どもが体をポリポリかいている姿を見ることは、家族にとっても大きなストレスです。特に症状がなかなか良くならない場合や、悪化することが繰り返されると「このまま悪化する一方なのではないか」「いつになれば治まるのか」など先の見えない不安から家族全体のストレスが高まることも多いです。

●家族に生じる長期的な不利益

①家族間の関係の悪化

　子どものアトピーが長期間続くと、家族間の関係に悪影響を与えることがあります。特に、子どものお世話が大変な場合には、時に家族内で意見の対立が起こることがあります。

②経済的負担

　子どものアトピー治療が長期間にわたることで、経済的な負担がかかる場合があります。最近は多くの自治体で小児医療補助制度があり、通院費用やお薬の費用の心配はないかもしれませんが、できるだけ体に優しい食べ物や衣類を心がけ、それが長期間にわたる場合には家計に影響を与える場合があります。

ステロイドの塗り薬の副作用

　ステロイドの塗り薬は半世紀以上の歴史がある治療薬です。人の一生にも相当するほどの期間使われてきた中で、医療者の想定していない使い方をされてしまい、ひどい副作用が出てしまった歴史があることは先に述べた通りです（**1章**参照）。だからこそ、どのように使えば効果的で、どのように使うと副作用が出やすいか、またどんな副作用があるか、十分な情報があるのです。ここでは、どのような副作用があるかについて取り上げていきます。

●皮膚萎縮

　ステロイドの塗り薬は炎症を抑える作用がある一方で、表皮にあるコラーゲンやエラスチンといった成分を減少させる作用があります。コラーゲンやエラスチンは、皮膚の弾力や厚みを保つために重要な成分ですが、ステロイドの塗り薬を数カ月単位で使用していると、皮膚の厚みが減少し、皮膚萎縮が生じることがあります。子どもの皮膚は、成長途中であることから、大人の皮膚に比べて薄く、デリケートです。特に目の周りや陰部は皮膚が薄く皮膚萎縮をきたしやすい部分です。また、子どもの皮膚は、外からの刺激に対するバリア機能が未熟であるため、大人よりもステロイドの影響を受けやすいとされています。

　ただし、ステロイドの塗り薬を塗るのをやめると、子どもの場合は皮膚萎縮は治りますので、皮膚萎縮を気にしてステロイドの塗り薬による治療が不十分になることは避けるようにしてください。まずはアトピーをしっかりと治すことに専念するのが最善です。

●毛細血管拡張

　ステロイドの塗り薬を塗っていると、最初のうちは毛細血管が縮まるのでお肌が白くなります。でも、何カ月も続けて塗っていると毛細血管がもろくなって広がります。毛細血管が広がると、皮膚の表面に赤みが出ます。血管が広がることで血の流れが増え、皮膚が赤く見えるようになるのです。進行すると、細かい血管が透けて表面に浮き出ることがあります。

　首や肘の内側や顔など症状が出る場所は限られていることがほとんどで、ステロイドの塗り薬をやめると治るため、治療の対象にはなりません。皮膚萎縮と同様に、これが気になってステロイドの塗り薬による治療が不十分になることは避けるようにしてください。

●多　毛

　ステロイドの塗り薬を塗った場所ではステロイドのホルモン作用によって、部分的に体毛が目立つ場合があります。ステロイドの塗り薬の副作用としての多毛は子どもによくみられるもので、子どもの皮膚は大人よりも薄くデリケートなので、ステロイドのホルモン作用を受けやすいからではないかといわれています。報告により差はありますがアトピー患者さんの1～5％程度に出現するといわれています。

　ただし、この副作用もステロイドの塗り薬をやめると治ります。これが気になって、ステロイドの塗り薬による治療が不十分になることは避けるようにしてください。

●ニキビ

　ステロイドの塗り薬を数週間塗っていると、その場所にニキビが出てくることがあります。ニキビは、僕たちの皮膚にもともと住みついているアクネ菌という菌が毛穴の奥で増え過ぎてしまい、そこで炎症を起こ

すことでできます。アクネ菌は普段は問題を起こさないのですが、毛穴の入り口に皮脂が詰まると、皮脂を好むアクネ菌が毛穴の奥で増え過ぎてしまうのです。ステロイドには皮脂の分泌を促す作用があり、ステロイドの塗り薬を使っていると皮脂がたくさんできるのです。すると毛穴が詰まりやすくなって、ニキビが出てきます。

　ですから、ステロイドの塗り薬を使っていると皮脂が出やすくなるということを頭の片隅に置いておいて、毎日のスキンケアをコツコツとやることが大切です。それでもニキビができてしまった時は、お医者さんに相談して早め早めに治すことです。最近はニキビの治療もずいぶん良くなっていて、ニキビは病院で治す時代になっています。

●カビや寄生虫の感染

　ステロイドの塗り薬を毎日塗って、コントロールを良好にしていても、突然あまり見たことがない皮疹が出てきて、アトピーが悪化したかも？　と思うことがあります。こういう時は、グッタリしているとか元気がないとかでなければ、普段使っているステロイドの塗り薬を塗る回数を増やしてみて、その皮疹が良くなるか変わらないかを確認すると良いです。2日も様子をみれば、効いているか効いていないかは判断できるので、良くなって元のお肌になったらまた元の回数に戻します。

　お薬の回数を増やしても効かないか、むしろ悪くなったら早めに病院で診てもらってください。こういう時は、その塗り薬自体にアレルギーが出てきてしまったか、カビや寄生虫の感染を含めた、ステロイドの塗り薬が効かない病気を主に考えます。特にカビや寄生虫の感染は意外とあるものです。皮膚科にいくと、皮膚の表面を削って顕微鏡でカビや寄生虫がいるか確認してくれますので、こういう場合は皮膚科で診てもら

うのが良いです。また、ぐったりしていて元気がないようなら全身の病気かもしれないので小児科で診てもらってください。

●皮膚線条

　皮膚の弾力を保つためのコラーゲンやエラスチンがダメージを受けることで、皮膚に妊娠線のような、細かい線状の筋が出てくる症状を皮膚線条といいます。ステロイドの副作用としての皮膚線条は、脇（腋窩）、足の付け根（そけい部）、おっぱいの下など皮膚がこすれる部分に出やすいです。また、この副作用は治療をやめても消えないので注意が必要です。特に、成長期の子どもは皮膚が伸びるスピードが早いので、そこにステロイドの塗り薬の影響でコラーゲンやエラスチンがダメージを受けると、皮膚線条ができやすいといわれています。一方、思春期以前の子どもではほぼ心配不要のようです。

　実際、国内の調査でも 13 歳未満の子どもでは認めません。13 歳以上の思春期以降で認められたという結果でした。思春期以降のアトピー患者さんでは、皮膚がこすれる部分への強力なステロイドの塗り薬は、特に注意をしなければなりません。尚、急激な体重変化も皮膚線条のリスクを高めるといわれていますので、急激な体重増加にも注意が必要です。

●口囲皮膚炎

　「こういひふえん」と読み、この後お話しする「酒さ様皮膚炎」の中でも、特に口の周りに出ているものを指します。口の周りに盛り上がりのある赤いブツブツがギュッと集まってできます。どの年代でも起こり得るのですが、乳児の場合は食べこぼしで口の周りに湿疹が出ていることが多いので、湿疹なのかステロイドの塗り薬による副作用の口囲皮膚炎

なのか、とっても紛らわしいです。口周囲の湿疹が治らない場合は、「ステロイドの塗り薬の使用量と塗布回数が不十分なのか？」「ステロイドの塗り薬に対する接触性皮膚炎なのか？」「口囲皮膚炎なのか？」と悩むわけです。ただ、僕が今まで診てきた患者さんでは、ステロイドの塗り薬を適切に塗れば良くなっているか、半年くらい経つと知らない間に治っているかです。あの子は口囲皮膚炎だったなあ…と思い浮かぶ顔はありません。子どもでは稀な副作用なのかもしれません。

●緑内障

ステロイドの塗り薬による緑内障の報告例は多く、特に目の周りにランクが高いステロイドの塗り薬を1日に何回も塗ったり、週単位など長期間使ったりするとリスクが高くなります。弱いステロイドの塗り薬であればリスクは低いです。ただ、目の周りにステロイドの塗り薬を塗ることを怖がり過ぎていつまで経っても良くならないことをよく経験します。目の周りのアトピーがうまくコントロールできていないと、こんどは白内障のリスクが上がりますので、これはこれで面倒です。

だから、目の周りのアトピーがなかなか良くならず、でもステロイドの塗り薬の副作用がなんとなく怖くてステロイドの塗り薬がしっかり塗れないようでしたら、眼科で眼圧をこまめに診てもらいながら、ステロイドの塗り薬をしっかりと塗っていただくことをおすすめします。

●酒さ様皮膚炎

ステロイドの塗り薬を塗っている場所に、部分的に赤くなった皮膚をベースに小さな盛り上がりのある皮疹やニキビがギュッと集まって出てきます。中年女性に多い副作用で、ステロイドの塗り薬でどんな副作用が出るかまだよく分かっていなかった1970年代から1980年代に問題に

なりました。僕自身も酒さ様皮膚炎が出ていないかアトピーの患者さん
を診る時はいつも注意して診療しているのですが、乳幼児や学童ではごく稀な副作用で、ほとんどみたことはありません。

●身長が伸びない

　子どもの患者さんにステロイドを使う時、僕らがとても気になるのは身長の伸びのことです。もちろん、身長が低くても幸せな人生を送ることはできますが、子どもの精神発達に少なからず影響をおよぼすと感じるからです。リウマチやネフローゼなど免疫の病気で、ある程度の量のステロイドの飲み薬を飲まなければいけない場合は、残念ながら身長が伸びない副作用は必発です。でも、アトピーの場合は、ステロイドは皮膚だけに効いてくれたらいいので、ステロイドの全身の副作用を避けるために、皮膚だけに効いてくれる塗り薬で治療するのです。それでも、場合によってはステロイドの飲み薬と同様に「身長が伸びない」という副作用が出る可能性があります。アトピーがひどくてジュクジュクになって皮膚のバリア機能がとても下がっている場合と、ランクの高いステロイドの塗り薬を大量に長期間使用する場合です。

　通常の皮膚では、塗ったステロイドの3％ほどしか吸収されません。また、そもそもステロイドは多かれ少なかれいつも副腎という臓器から作られているものなので、ステロイドの塗り薬から3％程度吸収されたとしても全身への影響は無視できるほどです。でも、アトピーの悪化でジュクジュクとバリア機能の傷んだ皮膚では、塗ったステロイドの吸収率が上がっているので、ステロイドの飲み薬で起こるような副作用の出る可能性も上がることが考えられます。

　しかし、適切な治療をしてバリア機能が回復すると、ステロイドの吸収は急激に下がります。また、ステロイドの塗り薬を怖がって、不十分

な治療をダラダラと続けていると、バリア機能が壊れたままなので、かえって副作用のリスクを上げてしまうことになります。

　さて、全身の副作用の可能性をアップさせるもう1つのリスクとして、ランクの強いステロイドの塗り薬を大量に長期間使った場合と先ほどお話ししましたが、具体的にはどのくらいの量をどのくらいの期間使った場合なのでしょうか？　ガイドラインでは、大人のデータですが、ベリーストロング（Ⅱ群）のステロイドの塗り薬をはじめは1日5〜10ｇくらいで使いはじめ、症状に応じて治療を弱めていく治療であれば、3カ月使っていても、全身に影響を及ぼす重度の副作用は起らないと書いてあります。

　しかし、子どもにベリーストロング（Ⅱ群）のステロイドの塗り薬を使わなければいけない場合は極めて稀です。また、子どもは大人に比べてステロイドの塗り薬が早く効いてくれるので、バリア機能も速やかに回復する上、ステロイドを塗る回数も速やかに減らすことができます。つまり、**ステロイドの塗り薬が不十分になってダラダラと塗り続けることがかえって副作用の出る可能性をアップさせてしまう**ということをしっかりと心に留めておいてくださいね。

ステロイドの塗り薬の副作用と誤解されているもの

●色素沈着

「ステロイドの塗り薬を使うと皮膚が黒くなるから嫌です」という声をよく聞きますが、そうではありません。皮膚の表面には、紫外線から僕らの体を守ってくれるメラニン色素がたくさんあります。でも、アトピーのように皮膚の炎症が長く続くと、表皮が傷ついて、メラニン色素が体の内側の皮膚層である真皮に落ち込んでしまいます。

真皮に落ちたメラニン色素は、なかなか体の外に出ていかないので、体の中の細胞がメラニン色素を処理してくれるのを待つしかありません。炎症が強いほど、かゆさでかきむしってしまい、表皮が傷ついて、真皮にメラニン色素がたまってしまうのです。つまり、**皮膚が黒くなるのはステロイドの塗り薬とは関係がなく、アトピーの炎症が強くてかきむしってしまったことが原因**なのです。

炎症が強い時には、その赤みのために黒い色素の沈着は目立ちませんが、ステロイドの塗り薬で炎症が治まると、黒い色素が目につくようになります。そのため、ステロイドの塗り薬が原因で皮膚が黒くなったと思われやすいのですが、実際には違うのです。色素がたまらないようにするためには、やはり皮膚の炎症をきちんとコントロールすることが大切です。

コラム6：ステロイドの副作用かと思ったら

　先日、アトピーのお子さんを持つママさんとお話しする機会がありました。そのお子さんはまだ2歳にならないのですが、赤ちゃんの頃からずっと真っ赤で、湿疹が治らないとのことでした。お家でしているのと同じように、診察室でお子さんにステロイドの塗り薬を塗ってもらうと、予想通り塗る量が全然足りていませんでした。

　そこで、僕が実際に適切な量を塗って見せたところ、ママさんは「こんなに塗るんですね」と驚いていました。1週間後に再度来てもらうと、お子さんのお肌は驚くほどツルツルピカピカになっていました。でも、ママの顔色はどことなく冴えません。「どうしたのですか？」と尋ねてみると、ママは元気なく「ステロイドの副作用を出しちゃいました」と罪悪感で落ち込んでいるようです。副作用が出てしまったという皮膚を見てみると、そこには蒙古斑が。「蒙古斑ですね。心配いりませんよ」と伝えると、驚いて安心し、疲れ果てたようにため息をつきました。湿疹がずっとあったため、蒙古斑があることに気づかなかったんですね。

　このお話と同じように、ステロイドの塗り薬とは関係のないことを副作用だと勘違いしてしまう方は意外と多いのかもしれません。ステロイドに限りませんが、何事も正しく知って正しく怖がることが大切ですね。

●白内障

　目の周りに強いステロイドを使うことで白内障を発症するリスクが上がる可能性がいわれていましたが、近年では実はアトピーそのものが白内障の原因となっているのではないかといわれています。まだ明確には

解明されていませんが顔の湿疹や、目をこすったりかいたりといった刺激が白内障の発症に繋がる可能性が指摘されています。

　ステロイドによる白内障発症のリスクはとても低いことも報告されていますので、アトピーによる白内障を避けるためには、特にお顔のアトピーを良い状態でコントロールすることが大事です。

●トビヒ（膿痂疹）

　ひどいトビヒの子どもでは、通院ではなかなか良くならないことも多く、時に入院してもらう場合があります。このような患者さんでは、ほぼ確実といっていいほどアトピーがあり、そのコントロールがうまくいっていません。炎症で荒れてしまっているお肌は防御力が下がってしまうために細菌が付きやすいのです（**本章冒頭**参照）。「ステロイドは悪い免疫も良い免疫も抑えてしまうので、感染症にかかりやすくなる」というのが一般にいわれていることです。

　ステロイドの塗り薬を使うことで、ニキビやカビの感染は増えてしまうことがあると、先ほどお話ししました。ですが、細菌による皮膚感染は事情が少し異なります。細菌感染にはスキンケアを含めた普通のアトピー治療を普通にやって、アトピーのコントロールを良くしておくのが重要なのです。ですから、ひどいトビヒの子どもが入院した場合は、抗生剤で細菌感染の治療をするだけでなく、アトピーの治療もしっかりして、ひっかかないように包帯でグルグル巻きにして、トビヒが治るまでそれを毎日繰り返します。

●カポジ水痘様発疹症（ヘルペス性湿疹）

　カポジ水痘様発疹症とは、湿疹のある皮膚の上に小さな水疱が多発して、熱やリンパの腫れが出てくる病気です。アトピーの乳幼児に多い皮

膚のウイルス感染症で、単純ヘルペスというウイルスが原因です。お医者さんの教科書の中にも、ステロイドの塗り薬で皮膚の免疫が弱まるのでカポジ水痘様発疹症が出やすくなるかも、と書いてあります。ただ、僕の病院でもカポジ水痘様発疹症で入院する子どもは時々いるのですが、ステロイドの塗り薬の副作用でカポジ水痘様発疹症になって入院した患者さんはいません。

　むしろ、カポジ水痘様発疹症で入院が必要な患者さんはみんなステロイドを使っていてなおアトピーのコントロールが不良なケースです。実際、国内外の論文を見ても、アトピーのコントロールが良くない子どもがかかっていて、多くはステロイドの塗り薬を使う前にかかっていたようです。なので、トビヒやカポジ水痘様発疹症など、入院が必要となるような皮膚の感染症にかからないよう、**アトピーの標準的な治療を普通にして、アトピーのコントロールを良くしておくことが大事**なのです。

ステロイドの効果を引き出し、副作用の可能性を最小限にするための2つの戦略

　助長補短（じょちょうほたん）という四字熟語があります。長所を伸ばし（助長）短所を補う（補短）という意味です。子育てにおいても、この考え方は非常に重要ですよね。例えばお子さんが、絵が得意であれば、その才能を伸ばすために美術教室に通わせるなど、長所を伸ばすよう助けてあげるでしょう。一方、お子さんが算数が苦手であれば、一緒に勉強したり、塾に通わせたりして短所を補えるよう助けてあげるだろうと思います。

　助長補短の考え方を子育てに取り入れることで、お子さんの個性や才能を伸ばすだけでなく、苦手な分野も改善させることができます。これにより、お子さんは自分の長所を活かしながら、バランスの良い成長を遂げることができるでしょう。僕はこの助長補短の考え方をステロイドの塗り薬にも取り入れて欲しいと思っています。ここで改めてステロイドの塗り薬の長所と短所を箇条書きにしておきます。

【長所】

- 効果が早い：症状の改善が速やかに現れることが多い
- 強力な抗炎症作用：皮膚の炎症やかゆみを効果的に抑える
- 広範囲に対応：様々な皮膚症状に対して効果を発揮する
- 様々な強さの製剤がある：症状に応じてお薬の強さを選べる
- 半世紀以上の歴史がある：不適切使用も含めて使用実績が豊富
- 値段が安い：昔からあるお薬なので値段が安くコスパが良い

【短所】

- 長期使用による副作用：長期使用すると皮膚が薄くなるなどの副作用が出ることがある
- 適切な使用が必要：使い方や使用量を間違えると効果が出ない
- 短期的な効果：使うと良くなるがやめるとまた悪くなり、根本治療ではないため、なかなかやめられない

同時にステロイドの塗り薬の副作用が出る要因についてもまとめました。

【副作用の要因】

- ステロイドの強さ：強いステロイドは効果が高い一方で、副作用のリスクも高くなる
- 使用期間：長期間にわたってステロイドの塗り薬を使用すると副作用のリスクが高くなる
- 塗布面積：広範囲の皮膚にステロイドの塗り薬を使用すると、副作用のリスクが高くなる
- 塗布頻度：1日に何回もステロイドの塗り薬を使用すると、副作用のリスクが高くなる
- 皮膚の状態：皮膚のバリア機能が損傷している場合や、皮膚が薄い部位（顔、首、陰部など）にステロイドを使用すると、副作用のリスクが高くなる

このように書くと、やっぱり怖くなってしまってどうしてもステロイドを塗る手が止まってしまいそうなのですが、ここまでお話ししてきたように**適切な使い方でステロイドの塗り薬を使用していれば、取り返しのつかない副作用が出ることはまずありません**。むしろ、せっかく塗っているのに量や期間が足りないために改善しきれないほうが困りますね。アトピーをきちんとコントロールするためにも、適切にステロイドの塗り薬を使用していただければと思います。ちょっと塗り過ぎかな？とママが感じる程度が僕らにとっては丁度良い量であることが多いと思います。

　さて、以上のことを踏まえてステロイドの塗り薬の長所を最大限に活かし、副作用が出る可能性をできるだけゼロに近づけるためのアトピー治療戦略を考えてみました。

戦略1：症状に合ったステロイドの塗り薬を、適切な量で速やかに塗って少しでも早く皮膚をツルツルにする

　ステロイドの塗り薬の「炎症を抑える効果が強く、短期間で症状の改善が期待できる」という長所を存分に活かします。ここでいう「症状に見合ったステロイドの塗り薬」は、アトピー性皮膚炎診療ガイドラインを参考に僕が患者さんにお話ししている内容です（**表1**）。

表1　ステロイド選択の目安

湿疹の状態	ステロイドの塗り薬の選択
つまめないくらい硬い皮疹	ベリーストロング (II 群)、場合によってはストロンゲスト (I 群)
硬い皮疹	ストロング (III 群) かミディアム (IV 群)
軟らかい皮疹、かゆみを伴う乾燥肌	ミディアム (IV 群) 以下
かゆみを伴わない乾燥肌	ステロイドを含まない塗り薬

僕は皮疹を目で見て、かゆいかどうかを尋ねてみて、触ったりつまんだりして、どのステロイドの塗り薬を使うか決めています。かつてのガイドラインでは「子どもにはステロイドのランクを下げて使いましょう」とありましたが、今は大人も子どもも同じように「湿疹の状態に合わせて塗るお薬を選ぶように」と記載されています。そして、どのくらいの量を塗るのかについては、1回のスキンケアで使う量（後ほどまた説明します）を考えながら、1本のチューブが何日くらいで無くなるかを目安として伝えるようにしています。

　この戦略の問題点は「ツルツル」の基準が人によって異なることです。たいていの場合、ママの思うツルツルのレベルは僕らにとってまだツルツルではありません。僕らのツルツルのレベルは触ってもザラザラせず、かき傷もなく、実際、子どももほとんどかく仕草をしない状態です。でも、ママのツルツルは一番悪かった時と比較した相対的な評価なので、僕らにとってはまだツルツルになっていない状態なのです。ツルツルになっていない状態で治療の手を緩めてしまったら、すぐにまた悪くなってしまうのは当たり前なのです。ツルツルかどうかを見極めるには、アトピーの悪くなりやすい部分を実際にママの手で触ってみて確認するのが確実です（図3）。最初はなかなか分かりにくいと思いますが、試行錯誤しながら感覚をつかんでもらえたら大丈夫です。

　その他に、お医者さんが使っているPOEMという問診票を使ってみるのも良いかもしれません（図4）。これは全世界で使われているアトピーのコントロールをチェックする問診票です。僕はステロイドや保湿剤の塗り薬を処方している患者さんには全員に診察前にPOEMをつけてもらっています。そして「これが2点以下を維持できるようにコントロールしてね」とお話ししています。

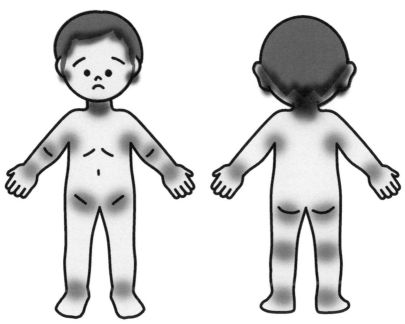

図3　アトピーの悪くなりやすい部位

POEM　以下は、あなたの湿疹についての7つの質問です。各質問に対し、回答を1つ選び丸で囲んでください。回答できない質問があった場合は、空白のままにしてください。

1. この1週間で、湿疹のために皮膚の痒みがあった日は何日ありましたか？
　　　　　全くなかった　　1〜2日　　3〜4日　　5〜6日　　毎日

2. この1週間で、湿疹のために夜の睡眠が妨げられた日は何日ありましたか？
　　　　　全くなかった　　1〜2日　　3〜4日　　5〜6日　　毎日

3. この1週間で、湿疹のために皮膚から出血した日は何日ありましたか？
　　　　　全くなかった　　1〜2日　　3〜4日　　5〜6日　　毎日

4. この1週間で、湿疹のために皮膚がジクジク（透明な液体がにじみ出る）した日は何日ありましたか？
　　　　　全くなかった　　1〜2日　　3〜4日　　5〜6日　　毎日

5. この1週間で、湿疹のために皮膚にひび割れができた日は何日ありましたか？
　　　　　全くなかった　　1〜2日　　3〜4日　　5〜6日　　毎日

6. この1週間で、湿疹のために皮膚がポロポロと剥がれ落ちた日は何日ありましたか？
　　　　　全くなかった　　1〜2日　　3〜4日　　5〜6日　　毎日

7. この1週間で、湿疹のために皮膚が乾燥またはザラザラしていると感じた日は何日ありましたか？
　　　　　全くなかった　　1〜2日　　3〜4日　　5〜6日　　毎日

Total POEM Score (Maximum 28)：　　点

図4　POEM　© The University of Nottingham

戦略 2：ツルツルになっても、湿疹が悪かったところには 同じステロイドの塗り薬を、頻度を減らして塗り続ける

塗布頻度が高いとステロイドの塗り薬の副作用が出やすいので、お肌がツルツルになったことを確認できたら、ステロイドの塗り薬を塗る回数を少なくしていきます。ここで医師によっては、ステロイドの塗り薬のランクを落として回数はそのままとする場合もありますが、僕は、それまでと同じステロイドの塗り薬を使って、塗る回数を少なくしていくほうが好きです。なぜなら、お薬を塗る回数が少ないほうが子どももママも喜んでくれるし、塗り薬の種類が増えるとややこしくなってしまうからです。

また、この方法を応用した「プロアクティブ療法」という治療法があります。これについては **3章**で詳しくお話ししますので、頭の片隅にしまっておいてください。

でも簡単に説明すると、毎日塗っていたステロイドの塗り薬を1日おきにして、ツルツルをキープできたら週2回にしてという具合に、ステロイドの塗り薬を塗らなくても大丈夫か確認しながら、その子の必要最小限のステロイドの塗り薬の量を見極めていきます。最近では、ステロイド以外にも炎症を抑える塗り薬がいろいろ出てきているので、徐々にお薬を変えていき、ステロイドから上手に離脱できることが多くなってきています。

```
┌────────────────────────────────────────────┐
│ まとめ                                       │
│  • 皮膚の炎症が続くことの不利益を知る         │
│  • ステロイドの塗り薬の良いところも悪いところも知る │
│  • ツルツルピカピカのお肌をキープする         │
└────────────────────────────────────────────┘
```

●文　献

1) Brown SJ, Relton CL, et al. Filaggrin haploinsufficiency is highly penetrant and is associated with increased severity of eczema: further delineation of the skin phenotype in a prospective epidemiological study of 792 school children. Br J Dermatol 2009; 161 (4) : 884-9.
2) Hedderson MM, Asgari MM, et al. Rates of cardiovascular events among patients with moderate-to-severe atopic dermatitis in an integrated health care system: A retrospective cohort study. PLoS One 2022; 17 (11) : e0277469.

●参考図書

・アトピー性皮膚炎診療ガイドライン 2021：(https://www.dermatol.or.jp/uploads/uploads/files/guideline/ADGL2021.pdf)

3章

ステロイドの残念な使い方

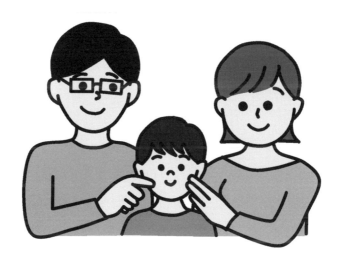

良かれと思って誤った使い方をしていませんか？

　この章では、患者さんたちがやってしまいがちなステロイドの残念な使い方を6つご紹介します。本当によくあるケースで、読者のみなさんの中にも「私もそうしてたな」「これ間違ってたの？」という方は多いのではないかなと思います。ステロイドは必要な場所に、必要な量を、必要な期間ちゃんと使ってあげることで、アトピー性皮膚炎（以降、アトピー）のかゆみや、カサカサゴワゴワをしっかりと抑えることができます。ですが、量が少な過ぎたり、やめるのが早かったりすると効果が出にくく、症状がぶり返してしまうこともあります。

　せっかく良いお薬があるのですから、しっかりと治したいですよね。お薬の効果を最大限に引き出し、できるだけ症状がぶり返さないようにするにはどのようにすれば良いのか一緒に見ていきましょう。

🗴 残念な使い方 その1： 薄くのばすように塗る

　突然ですが、お料理の味を調える時にお塩を使うことも多いですね。このお塩の量というのが、おいしいお料理のポイントだなといつも思っています。使う量が少な過ぎては頼りなくなってしまいますし、かといって入れ過ぎては台無しになってしまいます。レシピにはよく適量と書いてあります。作る人それぞれの好みで適宜調節して下さいということですね。ですが、この「適量」というのがとても難しい。慣れてしまえばパパッと調節できてしまいますが、それまでは「適量なんて曖昧なこといわないで、ひとつまみとか、小さじ1/2とか教えてほしいな」と思ったことのある方もいるのではないでしょうか。

　さて、この「適量」を使うという点は、ステロイドの塗り薬も同じです。少な過ぎてはお肌をツルツルにするという本来の目的を叶えることはできません。もちろん多過ぎてもいけないのですが、足りないと本来の効果を発揮することができないのです。適量、つまり**ステロイドがしっかりと効果を発揮できるちょうどいい量を使うことが大切**なのです。じゃあ、どのくらい必要なのか。レシピでは「適量」とお料理を作る人の好みにまかされてしまいますが、ここではステロイドの必要な量をちゃんとお伝えしますのでご安心ください。

　さて、「**ステロイドは強いお薬だから、できるだけ薄くのばして**」と思っている方は決して少なくありません。そして**実はそれが、アトピーが治りにくい原因の1つになっている**のです。どういうことなのか、もう少しじっくりとお話ししますね。

●なぜ薄くのばしてはいけないのか

　僕の病院には、他の病気治療や検査を目的にした入院と合わせて、ア
トピーの相談をされる方もたくさんいます。たいていはお家の近くのお
医者さんからステロイドの塗り薬を処方されているのですが、首、脇、
肘、手首、背中、お股、膝、足首がゴワゴワカサカサなのに、1カ月で
チューブ1本分すら無くなっていないこともよくあります。

　アトピーのお子さんのお肌を触るとたいていザラザラしています。ザ
ラザラしているということは、お肌の表面はデコボコしているというこ
とですが、この状態のお肌にステロイドの塗り薬を薄く伸ばして塗る
と、**へこんでいる部分にばかりステロイドの塗り薬が溜まってしまっ
て、お肌に均等に塗ることができない**のです。本来であれば、炎症を起
こして赤くなっている部分やかゆみのある部分にお薬をしっかりと塗っ
てあげたいのですが、その部分にはうっすらとしかお薬を塗れていない
のです（**図1**）。

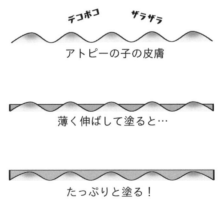

図1　アトピーで炎症を起こしている肌はデコボコしていて、薄く塗ったお薬は
へこんだ部分に入り込んでしまう。盛り上がっている部分もしっかりお薬でカ
バーできるように、たっぷりと塗るのがポイント

もちろんちょっとは効き目があるので、いくぶんかゆみがやわらいだり、ザラザラも軽くなってはくれます。でも**お薬が十分に効果を発揮できる量ではない**ので、治りきることができずにいつまでもステロイドのお薬を塗り続けなければいけない良くないサイクルにはまり込んでしまうのです。僕たち医師としては、患者さんがステロイドの塗り薬を毎日使わないといけないお肌の状態から一刻も早く抜け出して、ステロイドの塗り薬を1日おき、2日おきと減らしていき、ステロイド以外の塗り薬に変更できるようにしたいと思っています。そのためには**必要な強さのお薬を必要な量、必要な期間しっかりと塗ることが必要ですし、結果的にそれがステロイドの塗り薬を卒業する1番の近道になります。**自転車の運転を怖がってなかなか補助輪を外せない子どもを見守っているママやパパもこんな気持ちなのかもしれません。

●最初は大胆にたっぷりと塗る

　では、この悪いサイクルから抜け出すために、1回塗るのに必要なお薬の量はどのくらいなのでしょうか？　ステロイドの塗り薬をチューブからちょこっと出して、「なかなか良くならないなあ。こんなに毎日ステロイドの塗り薬を塗ってもいいんだろうか？」となんとなく思いながら、それでも子どものために頑張って毎日塗っているかもしれません。

　実は、この悪いサイクルから抜け出すには、毎日のステロイドの塗り方をほんの少し変えるだけで良いのです。それだけで、びっくりするくらいお肌の調子が安定します。

　通院ではなかなか良くならないお子さんと出会った時、僕は時々、「**スキンケア入院**」をおすすめしています。基本的には、入院中もいつも使っている塗り薬を使って看護師さんと一緒にスキンケアをするのです。すると、今まで長い間悩んでいたことがうそのように数日でお肌が

ツルツルピカピカになるのです。このスキンケア入院の良いところは、お家でも使っているお薬を使いますから「お薬が効かない」のではなく、**「量が足りなかった」だけであること、そして具体的に「どのくらい塗れば良いのか」**実感をもって理解できるところです。

　ステロイドのお薬を塗らないといけない毎日から抜け出すには、**ジュクジュクしているところだけではなく、少しカサカサしているところにも、お肌にタップリとステロイドの塗り薬を乗せるようにふんわりと塗ること**です。お猪口やグラスにたっぷりと注いだお酒が、表面張力でまるく盛り上がっているあのイメージです。

　さて、ステロイドの塗り薬は、薄くのばすように塗るのではなく、タップリとふんわりと乗せるように塗るのが良いということはご理解いただけたでしょうか。

　アトピー治療の第一歩はまず炎症を抑え、かゆみやカサカサとした状態を脱出することにあります。**1章**でもお話ししたように、強い炎症や眠れないほどの強いかゆみを抑えるには一時的に強いお薬をたっぷりと使って症状をしっかりと抑える必要があります。例えば火事が起こって大きな火が上がっているところに小さなコップで水をかけていては、いつまでも火は消せませんし、むしろ広がる一方です。まずはヘリコプターでも消防車でも必要な消火剤やお水をたっぷりと使って、しっかりと火を消すことが先決です。アトピーであれば、このしっかりと火が消えた状態が炎症のおさまったツルツルピカピカのお肌です。そして、この**ツルツルピカピカをいかにキープするのか、つまり再び炎症を起こさせないことが、アトピー治療の1番大事なところ**なのです。ですから、少しでも早くツルツルピカピカのお肌になってもらって、まずはアトピー治療のスタートラインに立って欲しいと思っています。

残念な使い方 その２：
お薬の成分が染み込むようにすり込む

　使い方の説明を受けずにステロイドの塗り薬を処方されたら、多くの人が薄くすり込むようにして使うことでしょう。この時考えているのは例えばこんなことでしょうか。

　ステロイドは副作用が強いお薬っていうイメージもあるし、あんまりたくさん使わないほうがいいかな。でもお薬の効き目はちゃんと出てほしい。少しの量で効果が出やすいように、よくすり込んでおこう。

●なぜすり込んではいけないの

　お子さんを思うママやパパの葛藤はよく分かります。たしかに美容液やボディーローションなど、すり込むことで保湿成分がしっかりと肌に染み込み効果が出やすくなるものもあります。ところで、お顔を洗う時、ゴシゴシと強くこするようにしていますか？　お化粧をする時、ファンデーションやチークなどをゴシゴシとすり込むでしょうか。恐らく、お顔を洗う時はこすらないように泡で優しく洗っていると思いますし、お化粧をする時もポンポンと叩くように肌に乗せていると思います。あまりゴシゴシとすり込んでしまうと、肌に負担がかかり過ぎてかえって肌が痛んでしまうことを、経験としてもよくご存じなのではないでしょうか。じつは**肌はポンポンと叩くような縦方向の刺激には比較的強いのですが、ゴシゴシとこするような横方向の刺激（摩擦）には弱い**のです。また、アトピーのお肌は、健康な肌に比べて更にデリケートなので、ゴシゴシとこするとますます傷ついてしまいます。肌にステロイドの塗り薬を塗る時は、優しくしてあげて下さい。過保護なくらいで

ちょうどいいのです。できるだけ刺激を与えずにお薬を塗るためにも、タップリと乗せるように塗るのがコツです。

さて、ステロイドの塗り薬を薄く伸ばしてすり込んではいけない理由をもう少し詳しく見ていきましょう。大きく分けて3つあります。

①お肌はゴシゴシとされると傷みやすい

これは先ほどの復習ですね。横方向の刺激に弱い肌は、その刺激によって皮膚表面の角質がはがれてしまい、乾きやすくなってしまいます。また、赤ちゃん（や子ども）の肌は大人よりも皮膚の表面が薄く、デリケートです。ですから、特にお子さんのお肌のお手入れをする時は、いつもママがお化粧をする時のように、ポンポンとお薬をお肌に乗せるように心がけてください。

②薄くすり込むと肌のシワにお薬が溜まってしまって、皮膚の表面に充分にお薬が行き届かないようになる

これも1つ前の項でお話ししましたね。虫眼鏡で拡大してみると、小さな子どもであってもお肌にはたくさんのシワがあります。塗り薬をゴシゴシとこすって伸ばすように塗ってしまうと、まるで雨の日にできる道路の水たまりのように、シワの間に塗り薬が溜まってしまいます。

③ゴシゴシとすり込むと、お薬が皮膚の奥まで染み込んで体全体にお薬が届いてしまうかもしれない

アトピーはお肌の比較的浅いところの病気です。だからお肌の比較的浅いところにだけお薬が効けば十分です。ところが、すり込むことで、皮膚の深いところにまでお薬が届いてしまうことがあります。すると悪くもない部分、つまりお薬が必要のないところにまで届いてしまうこと

になります。強いお薬だから副作用が出ないように少ない量でなんとかしたいと思っていたはずなのに、これでは本末転倒ですよね。

●ポンポンと乗せるようにして塗る

さて、この３つのポイントのうち①と②は、既にご理解いただけているかと思います。少し気になるのは③ですね。やっぱりあまり使わない方が良いのではないかと不安になってしまったでしょうか。ステロイドに限らず、**どんなに弱いお薬にも「使用上の注意」があります。**また、市販のお薬でも、テレビのコマーシャルなどで「用法用量を守って正しくお使いください」と必ず注意が入りますね。市販薬の販売についても、法令に基づいてガイドラインが定められていますので、それに沿った広告が作成されています。これには利用者の安全を確保するというとても大切な目的が含まれています。間違った使い方をしてしまうと期待する効果が出ないばかりか副作用のほうが強く出てしまうこともあり、利用者の健康をかえって損ねてしまう可能性があるためです。

さて、**1章**で「ステロイドのお薬でも、塗り薬では飲み薬ほどの副作用は出ない」とお話ししました。ですが、これももちろん適切に使った場合です。読者のみなさんの中にそんな人はいないと思いますが、例えばもっと効果が早く出るかもと塗り薬を口にしてしまうなどあきらかに**間違った使い方をしてしまえば、想定していない副作用が出る可能性もあるわけです。**

繰り返しになりますが、**どんなお薬であっても適切に使うことが大切**です。ステロイドの塗り薬は肌への刺激を避けるためにも、すり込まずにたっぷりと乗せるようにして塗るようにしてください。

残念な使い方 その３：
少し良くなったらお薬をやめてしまう

　さて、ステロイドの塗り薬の嫌なところってどこでしょうか。僕の見立てでは、「塗れば良くなるけれど、やめたらまた悪くなってしまう」ところかと思います。皆さん、塗れば良くなることは分かっているんですよね。でも塗るのをやめるとまた悪くなってしまうので、「やめて悪くなるんだったら、塗っても仕方がない」と思ってしまう方が多いように思います。いつになったらステロイドを卒業できるの？　と思う気持ちもよく分かります。

　では、お肌の状態が悪いまま、治療せずにいるとどうなるのでしょうか。**治療せずに放っておくとお肌の炎症が皮膚のより深いところまで到達し、お肌がゴワゴワと硬くなり、ステロイドのお薬を塗っても治りにくいお肌になってしまいます。**炎症が強い状態はかゆみもありますから、かきむしってしまうことで強い刺激が加わりお肌の状態はますます悪くなってしまいます。また血が出てもなお、かき続けてしまうことも多く、するとその傷から細菌やウイルスが侵入して感染症を起こしてしまうこともあります。こうなるとお肌の問題だけではなくなってしまいます。

　すると、やはりできるだけ早く症状を抑えるほうが良いように思えます。もっと欲をいえば、炎症を抑えたあとに炎症を繰り返さないように予防もしたいところです。

●症状に合わせて治療する「リアクティブ療法」
　お肌が悪くなったらステロイドの塗り薬を塗り、良くなったらやめて

を繰り返すような治療法を「リアクティブ療法」といいます。リアクティブとは、起こったことに対応することを意味します。風邪をひいたら風邪薬を飲むのと同じです。一般的な風邪なら数日休めば元通りなのですが、アトピーはそうはいきません。

　ステロイドの塗り薬を使って、良くなったり悪くなったりを繰り返すお子さんの多くは、完全に良くなる前に塗るのをやめてしまっています。アトピー治療で大事なことは、お肌がツルツルになるまで湿疹を良くすることです。「どこがアトピーやねん！」とツッコミを入れたくなるくらいのツルツルを目指すのです。アトピーの治療はよく火事の火消しに例えられます。さきほどもちらっと出てきました。火が燃え盛っている時に消火活動をしますが、ちょっと火の手が小さくなった時点でやめてしまわないですよね？　ちゃんと種火が消えるまでしっかりと火消しをします。アトピーの治療でしっかりとお肌が良くなっていないのに途中でステロイドの塗り薬をやめてしまうのは、小さくなったとはいえまだ炎がチロチロと燃えているのに消火活動をやめてしまうようなものなのです。

　乳幼児のアトピーの場合は、よほど重度でない限り、3日間もステロイドをしっかり塗ればツルツルになります。僕ら医師にとっては、ツルツルになってから、この良い状態を維持しながらどうやってステロイドの塗り薬をやめていくかが大事なのです。何度でもいいますがお肌がツルツルになってはじめてアトピー治療のスタート地点に立つことができたという感覚です。まずはステロイドのお薬をしっかり塗って、お肌をツルツルの状態にして、スタート地点に立つことを目指しましょう。

●予防的に治療する「プロアクティブ療法」
　さて、お肌がツルツルになったタイミングでステロイドの塗り薬をや

めても、保湿剤さえ続けていたら良い状態を維持できるお子さんがいます。その一方で、保湿剤だけでは数日でまた症状が出てきてしまうお子さんもいます。

　後者のお子さんには「何日くらいでまた悪くなってきますか？」とたずねます。「3〜4日でまた悪くなります」と言われたら、そこからもう一度ステロイドを毎日塗ってもらいます。そしてツルツルにした上で、今まで湿疹が出ていたところに1日おきにステロイドのお薬を塗ってもらうようにお願いしています。どんなことでもそうだと思いますが、トラブルは起こる前に対処することが1番です。3〜4日でまた悪くなることが分かっているのなら、例えその時、その部分がツルツルでキレイなお肌だったとしても、悪くなる前にステロイドの塗り薬を塗っておくことで悪くなるのを予防することができます（**図2**）。このような治療法を「**プロアクティブ療法**」といいます。先ほどのリアクティブ療法の反対です。

　減らすペースや、使うお薬の量は症状の経過を見ながら決めていくことになりますので、主治医の先生とよく相談して進めてください。

　キレイなお肌にステロイドの塗り薬を塗ることに抵抗感のある方も決して少なくないと思います。「できるだけお薬を使わずに自然に治したいな」という気持ちの親御さんも多いと思いますし、症状が出ていないのにお薬を塗るのはめんどくさいなと感じる方もいるでしょう。でも、このプロアクティブ療法は、今までアトピーがなかなか良くならなかった患者さんの多くを救ってきた方法なのです。

　ステロイドの塗り薬は毎日使うことで、お肌が薄くなったり（肌の菲薄化）、毛細血管が広がったり（毛細血管の拡張）といった副作用が出や

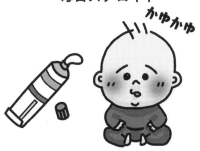

つるつるになるまで
毎日ステロイド

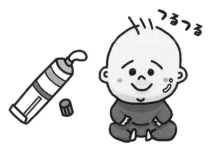

3回/週→2回/週→1回/週
と徐々に減らしていく

図2　お薬は途中でやめない

すくなります。そこで、あえてお薬を塗らない日を作ってあげること
で、副作用の出現を極力抑えることができます。できるだけ副作用が出
ないようにしながら、炎症が再び起こらないようにステロイドを上手に
使って症状をコントロールするのですね。

　ただし、これはステロイドの特性やアトピーをよく知る医師だからこ
そできる方法でもあります。ご自身の判断で試すのではなく、必ず主治
医の先生とよくご相談くださいね。

残念な使い方 その4：
できるだけ最小限の量を使うようにしている

　これは**本章**1つめのテーマとも繋がっていますね。「湿疹が治りません」と病院に来られる患者さんのほとんどは、残念ながら必要な量のステロイドを使えていないのです。これは僕の病院に来る患者さんだけではありません。アトピーの診療で有名な先生の勉強会に参加すると、その先生も同じことをお話しされていますし、アトピー専門のお医者さんで集まって話している時も、みんな同じことを言っています。

　ステロイドの塗り薬の副作用が出やすい使い方や、効果の得られやすい使い方がまだよく分かっていなかった頃は、医療者も、やや恐る恐るステロイドを使っていました。ですが、多くのお医者さんがアトピーの患者さんと真剣に向き合ってきた経験が積み重なって、今では副作用が出やすい使い方も、効果を得られやすい使い方もとてもよく分かっています。

　できるだけ狭い範囲に少なく塗っていては、湿疹はなかなか良くなりません。その結果、長い間お薬を塗り続けることになってしまいます。ステロイドの塗り薬は長期間使い続けると皮膚が薄くなりやすいと先ほども少しふれましたが、ステロイドの副作用を気にするあまり、実はかえって副作用が出やすい使い方をしてしまっているのです。

　さて、ステロイドの効果を最大限に引き出す使い方は、今ある湿疹に見合った強さ、適切な量のステロイドの塗り薬をすり込まずにお肌に乗せるようにして、今ある湿疹の広さより少し広めに塗ることです。お肌がしっとりする程度で、塗ったお肌にティッシュペーパーをくっつけて

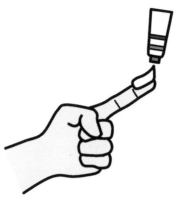

図3 1FTUは約0.5gに相当する。大人の人差し指で、指の先から第一関節まで軟膏を乗せた量

も下に落ちないくらいベタベタに塗るのがコツです。ここまでは**本章**1つ目のテーマ「薄くのばすように塗る」の復習ですね。ところで、「適切な量」「ふんわりと」といっても具体的にはどのくらいの量が必要なのでしょうか。「適量」なんていわずに具体的な量をお教えしますね。じつはステロイドの塗り薬については、使用量の目安として「**FTU**」という単位があります。FTUは Finger Tip Unit という言葉の略なのですが、1FTUでだいたい0.5g（25～50gチューブの場合）となります（**図3**）。大人の人差し指で、指先から第一関節までお薬を乗せた量が1FTUです。これは軟膏やクリームでの場合です。ローションタイプの塗り薬の場合は、直径2cm大（一円玉の大きさ）が1FTUに相当します。このFTUに準じた量を、すり込まずにお肌に乗せるように塗ると「適量」となります（**表1**）。

　チューブの塗り薬を使う時に気をつけなくてはいけないのは、最初は太くタップリ出るのですが、チューブを半分くらい使うと、出てくる塗

り薬が細く少なくなってくることです。だから1 FTU 使っているつもりでも実は量にバラツキが出てきてしまいます。そもそも1 FTU＝0.5 g というのは25 gのチューブが多い海外発のアイデアで、5 gチューブの塗り薬が多い日本では1.5～2 FTU＝0.5 g というのが目安になります（**図4**）。塗る量の大体の目安が分かったら、毎回人差し指の先端に塗り薬を乗せて量を確認しながら塗るのではなく、手のひらに塗り薬をタップリと乗せて、両手をすり合わせて手のひらの上で塗り薬を馴染ませて、塗ろうと思っている部分に軽く塗り広げると良いでしょう。

表1 ステロイド外用薬の目安（FTU）[1]

軟膏使用量FTU（1FTU＝0.5 g）						
小児	顔&頚部	上肢片側	下肢片側	体幹（前面）	体幹（背面）	全身
3～6カ月	1(0.5 g)	1(0.5 g)	1.5(0.75 g)	1(0.5 g)	1.5(0.75 g)	8.5(4.25 g)
1～2歳	1.5(0.75 g)	1.5(0.75 g)	2(1 g)	2(1 g)	3(1.5 g)	13.5(6.75 g)
3～5歳	1.5(0.75 g)	2(1 g)	3(1.5 g)	3(1.5 g)	3.5(1.75 g)	18(9 g)
6～10歳	2(1 g)	2.5(1.25 g)	4.5(2.2 g)	3.5(1.75 g)	5(2.5 g)	24.5(12.25 g)
成人	顔&頚部	上肢片側 （腕&手）	下肢片側 （大腿～足）	体幹（前面）	体幹（背面）	全身
	2.5(1.25 g)	3+1(2 g)	6+2(4 g)	7(3.5 g)	7(3.5 g)	40.5(20.25 g)

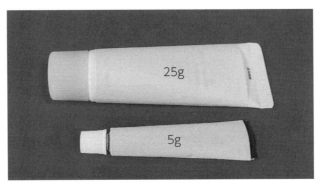

図4 上段が25 gサイズのチューブ，下段が5 gサイズのチューブ

さて、お薬の量についてもう少しだけ詳しくお話ししますね。3〜6カ月の赤ちゃんの場合は、顔と首に1FTU、右腕と左腕に1FTUずつ、右足と左足に1.5FTUずつ、胸とお腹に1FTU、背中とお尻に1.5FTUという感じで全身に塗ったとしたら、全部で8.5FTU＝4.25gを使うことになります（**図5**）。

　色々書いていますが、3〜6カ月の赤ちゃんの全身に塗り薬を塗るとしたら、5gチューブの塗り薬をほぼ1本使うのが適量なんです。

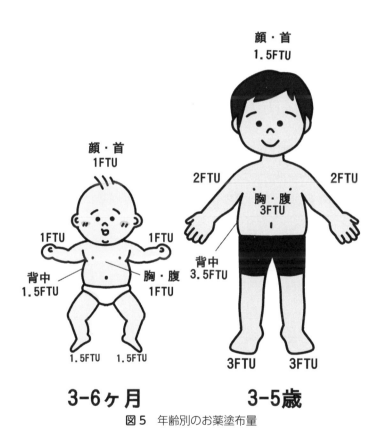

図5　年齢別のお薬塗布量

残念な使い方 その５：
時間をかけて丁寧に塗る

　「どのくらい時間をかけてお薬を塗っていますか?」と、僕は時々尋ねるようにしています。10分〜20分というお答えが多いのですが、中には30分とか1時間という答えが返ってきてびっくりすることがあります。

●長時間のスキンケアは続けられない

　アトピーの状態が悪いお子さんほど、スキンケアに時間がかかります。状態が悪いと、お薬を塗る面積も広くなってしまうし、悪い場所と少し悪い場所とまあまあ良い場所でお薬の種類を分けて使用することも多く、どうしても手間と時間がかかってしまうのです。

　先ほども、アトピーの状態がなかなか良くならない時のスキンケア入院をご紹介しました。その時に、まずいつものスキンケアを見せてもらうのですが、30分以上かかることがとても多いです。おそらくは医療者の目があるので、「ちゃんとやらなきゃ」と緊張しているのだろうと思うのですが、塗り薬を少し出してはすり込んで、少し出してはすり込んでを繰り返す方がとても多いです。そうこうしているうちに、子どもが退屈してじっとできなくなってしまい、余計にスキンケアが長引いていきます。そしてとうとう大泣きして、汗をびっしょりかいて、せっかく塗ったお薬をタオルで拭き取ろうとして、ママに叱られて「もう知らん!」となってしまいます。

　これが毎日繰り返され、スキンケアに1時間もかかっていたら、親も子も嫌になってしまうのも仕方がありません。とても「持続可能」ではありませんよね。

●目指せ！　5分以内のスキンケア

　スキンケアのポイントの1つは、毎日コツコツと続けることです。そのためには、「塗り薬はたっぷりと乗せるように塗る」という原則を踏まえた上で、手短にパッパッとやってしまうことです。僕は親御さんたちに「**5分以内にスキンケアができるようになってね**」といっています。

　5分以内にスキンケアを終えるには、よほど手際良くやらなければいけません。ただ、時間を意識することで、手際良くスキンケアをするためにはどうしたら良いかとアンテナを立てるようになります。ストップウォッチを使って、「今日は何分でできるかな？」とゲーム感覚でお子さんとスキンケアを楽しむくらいの余裕ができたら理想的ですね。そして空いた時間でお子さんと一緒にテレビを見たり、おしゃべりをしたり、たまには早めに寝てしまうのも良いかもしれません。自由に使える時間を少しでも確保できると良いですね。

🧴 残念な使い方 その6： ステロイドを塗ることに罪悪感を覚えている

　アトピーの状態が悪くて困っているお子さんのほとんどは、ステロイドの塗り薬の回数や量が足りていないことはここまで繰り返しお伝えしてきましたね。他の病気で受診している患者さんでも、アトピーの調子がいまいちなお子さんにステロイドの塗り薬を実際に塗ってみると、たいてい「こんなに塗るんですね」と驚かれます。そして、こちらの説明した通りにお薬を塗ってもらうと、大抵数日で状態は良くなります。ですが、ツルツルのお肌の我が子を見ながら、複雑な表情を浮かべているママに出会うことがあります。どうやら子どもにステロイドの塗り薬を使うことに罪悪感を覚えてしまっているようなのですが、お話を伺っていると、そこには共通して3つの感情が渦巻いているようです。

●罪悪感の背景にあると思われる3つの感情
①ステロイドに頼ることへの罪悪感
　「できるだけお薬に頼らずに自然に治したい」という考え（自然志向）が強い方に多いように思います。本当はステロイドを使わずに治してあげたいのに、ステロイドで良くすることがまるでズルをしているような感覚に襲われているようです。ご自分の力不足と感じているようにも見えます。

　ですが、**お薬を使うことはズルではありませんし、まして力不足などではありません**よね。なぜなら、お薬を使って治すのはアトピーに限ったことではありませんし、ステロイドを使うのもアトピーだけではありません。例えば喘息の発作で苦しい時にもステロイドを使いますし、膠

原病といって自分の免疫が自分の体を攻撃してしまう免疫系の病気に対しても使います。ヒトには、けがや病気から回復する力が備わっていますが万能ではありません。**この回復力をサポートしてもらうために、お薬を上手に使う**のです。

　アトピーが悪い状態でいる期間を、できるだけ短くすることはお肌にとってとても大事なことです。お肌の調子の悪い状態が長引いてしまうほうがよほど体に負担なのです。火災が起こった時にできるだけ早く消火活動をするように、アトピーの状態が悪い時にもできるだけ早く良い状態にもっていってあげることが、体にも心にもやさしいのです。

　どうか自分を責めないでください。**お子さんのお肌にステロイドを塗ってアトピーを少しでも早く良くしてあげることは最善の策**であって、決してお子さんに悪いことをしているのでも、ママやパパがズルをしているわけでもありません。お子さんの肌、体、心にとって、優しいことなのです。

②ステロイドの副作用への不安

　2つめは、ステロイドの塗り薬を長い期間使用していると、副作用で取り返しのつかないことになるかもしれないという不安です。

　でも安心してください。**適切な使い方をしていれば、取り返しのつかない副作用が出ることはまずありません。**むしろ副作用を怖がって、自己判断でステロイドをパタっとやめてしまったり、不十分な量しか塗らなくなってしまうことで、かえって副作用の出やすい状況に陥ってしまうことがありますので注意が必要です。目指すのは保湿ケアだけでツルツルのお肌を維持することです。アトピーでお肌がかゆいと、大人でもイライラしてしまいますから、お子さんだってイライラしてしまいますし、そのイライラをうまく表現できずに泣いて怒って手をつけられない

ということもあるかもしれません。それではお子さんも親御さんも辛いですね。ステロイドを塗る量や面積が足りなくならないようにする意識づけが大切です。

③他の人から批判や非難をされるのではないかという恐れ

「ステロイドは危険だから使うな」といった意見を身近な人からいわれることは今でもあるようです。ステロイドを使ってしまっていることで、非難されるのではないかと恐れ、罪悪感を覚えているのかもしれません。でも、繰り返しになりますが、ステロイドの塗り薬を適切な使い方で使っていれば、取り返しのつかない副作用で苦しむことはまずありません。心配な方もそうでない方も、塗り方が自己流になってしまわないように時々、**医療者（お医者さんでも看護師さんでも良いです）の前で塗ってみて、ステロイドの塗り薬の使い方が自己流になっていないかを確認してもらうことも大切です。**

　ということで、ステロイドの塗り薬をしっかりと使って、アトピーを少しでも早く良い状態にすることはお子さんにとって悪いことどころか、とても好ましいことです。ママ、パパ、どうかそんなに自分をせめずに、我が子にステロイドの塗り薬を適切に使って、ピカピカの笑顔に微笑み返してください。

番外編：
アレルギーが出やすそうな食べ物を除去する

　アトピーの状態が悪いお子さんでアレルギーの血液検査をすると、いろんなものが陽性になっていることがよくあります。その結果を見てしまうと、今まで問題なく食べていたものでも、お医者さんから避けるようにいわれていなくても、検査で陽性になっていた食べ物をなんとなく避けてしまっていることがよくあります。それ以外でも、ピーナッツなどのナッツ類や、エビ、魚卵など、アレルギーが出やすそうなものをなんとなく避けてしまっていることもよくあります。

●食べても症状が出ていないなら除去は不要

　アレルギーに関して怖いお話もたくさん耳にしているでしょうから、「危ない（かもしれない）なら避けたい」という親御さんの気持ちはとてもよく分かります。アトピーが余計に悪くなるのではないかという心配もあるかもしれません。ですが、基本的には、「**実際に食べてアレルギー症状の出ていない食べ物**」に関しては、**例え血液検査や皮膚検査が陽性であっても、食べ続けても問題ありません**。むしろ、今まで問題なく食べられていたものを除去してしまうと、久しぶりに食べた時にアレルギー症状が出てしまう場合があります。また、1つの食べ物ばかり食べているなど、極端に偏った食生活をすることでかえってアレルギーが出てしまうこともあります。いろんな食べ物を少しずつバランスよく食べるのがアレルギーにもアトピーにも、健康にも良いようです。

●不必要な除去は体に悪い影響を与えることもある

　かつて、一部の小児科医の間で、アレルギーに関係しそうな食べ物を

除去することでアトピーを治そうとする試みがありました。アトピーは食生活が原因で起こると考え、食生活を工夫することでステロイドの塗り薬をそんなに使わなくてもアトピーは良くなるのではないかと考えたのです。子ども達のことを親身になって考えた結果の治療方針だったと思います。この方法は特に自然志向の人たちに受け入れられやすい治療方針でしたが、過剰な除去食によって栄養障害となるケースも認められたため医師の間で随分と議論の的となりました。

　今では、**アトピーのお子さんに食物アレルギーでもないのに食物除去を行うことは、栄養バランスの上でもコストの面でも好ましくない**との結論が出ています。食物除去を行う場合は、病院で食物負荷試験をしたり、自宅で少量ずつ（赤ちゃんスプーン半分ほど）実際に食べてみたりして、アレルギー症状が出るものだけを除去するようにします。「なんとなく」や「直感」で食物除去するのではなく、**実際に食べてアレルギー症状が出る食物だけを除去するのがポイント**です。アトピーがあれば必ず食物アレルギーがある訳ではないので、不必要な食物除去をするのはおすすめしません。

　アトピーは皮膚の病気です。だから、まずはステロイドの塗り薬をはじめとした塗り薬でお肌を落ち着かせます。良い状態を続けていても、時々ある特定の食品を食べると必ず湿疹などのアレルギー症状が出たり、アトピーが悪くなったりする場合があります。その時は、アトピーに食物アレルギーが合併していると考えて、その特定の食品のみを除去することになります。この場合も、どの成分に反応しているのかなど確認が必要な場合もありますので、主治医の先生にお話ししてくださいね。

コラム7：罪悪感を軽くするには

　スイーツの世界で「ギルトフリー」が話題らしいですね。日本語に訳すと「罪悪感から解放された」という感じでしょうか。世の「スイーツ食べたい。でも太りたくない」という感情をゆさぶるようで、夜勤の看護師さんの差し入れとしてもとっても好評なんです。疲れていてもみんな笑顔になってくれるので、なんだかこちらも嬉しい気持ちになります。ギルトフリースイーツが、医療を支える看護師さんを笑顔にしてくれるんだから、もうギルトフリースイーツが日本の医療の一端を支えているといってもいいですよね。

　さて、このギルトフリースイーツが軽くしてくれたのは、「食べない方がいいのに食べてしまった」という罪悪感ですね。「しないほうがいい」から生まれる罪悪感はたくさんありますが、アトピーの子の親御さんたちからもよく聞きます。先日あるアトピーの子のママからこんなことをいわれました。

「子どもにステロイドを塗るのに罪悪感を覚えるんです」

　本章でお話ししたテーマの1つにもなっていますが、こう感じている親御さんはほんとうに多いです。子どものアトピーが早く良くなって欲しい。でも、心の底ではステロイドは塗りたくない。そんな親心を端的に表した言葉だと思いました。ただその一方で、アトピーの患者さんのために半世紀以上にもわたり働いてきたステロイドの塗り薬の気持ちを考えると、なんだかかわいそうにも思えてきます。患者さんや親御さんの中には多かれ少なかれこういう気持ちがあることを知った上で、この本がステロイドの塗り薬の適切な知識と使い方を知るきっかけになればと思っています。

> **まとめ**
> - 塗り薬はたっぷり、ふんわりと塗る
> - お肌はツルツルピカピカに
> - スキンケアはテキパキと

●文　献

1) アトピー性皮膚炎診療ガイドライン 2021（https://www.dermatol.or.jp/uploads/uploads/files/guideline/ADGL2021.pdf）

4章

スキンケアの楽しみ方

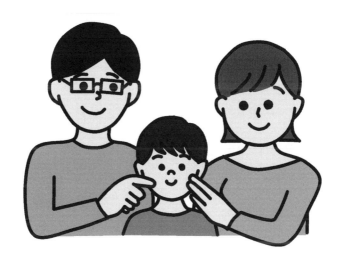

子どもがスキンケアを嫌がる理由

　アトピー性皮膚炎（以降、アトピー）のコントロールで大切なことは、**毎日コツコツとスキンケアをすること**です。でもお子さんがスキンケアを嫌がったり、ふざけて暴れまわったりしたら、もういいや、と心が折れてしまうこともありますよね。子どもがスキンケアを嫌がる理由はいろいろあるようですが、大きく3つにまとめられると感じています。スキンケアの楽しみ方をお伝えする前に、一緒に確認しておきましょう。

●塗り薬のベトベト感

　1つ目は、塗り薬の問題。「ベトベトして気持ち悪いといって、せっかく塗ったのにタオルで全部拭き取ってしまうんです」とゲンナリしているママの愚痴を診察室でもよく聞きます。塗り薬の中には匂いがするものもあるので、それが嫌という子どももいます。また、塗ると余計にかゆくなるといって嫌がる場合もあります。僕は**アトピーの子どもは基本的には毎日歯を磨くが如くスキンケアをする必要がある**とお話ししています。なぜならアトピーの子どもは、皮膚の表面のバリアが生まれつき他の子どもと比べて弱いことが多いからです。ただ、毎日歯を磨くようにスキンケアをしていたら、大人になった時には他の人よりピカピカのお肌でいられるかもしれません。

　このような習慣を身につけることは、長い目で見たら、きっと良い習慣だと思います。でも、毎日やることですから、**スキンケアを不快に感じているようでは長続きしない**ことは目に見えています。僕が塗り薬を出す時は、基本的にはベタベタ感が強い軟膏を処方します。なぜなら、軟膏のほうがクリームよりも保湿力が高く、お薬の成分が染み渡りやすく、皮膚に長くくっついて効果が長持ちするからです。とはいっても、

塗り薬はちゃんと塗ってもらうことが一番大事です。だから、軟膏がベタベタして嫌という場合には、クリームやローションの製剤に変えることが多いです。匂いが嫌といわれれば、匂いが気にならない塗り薬に変えます。かゆみが気にならない塗り薬に変えます。お子さんが塗り薬を嫌がるようなら、何が嫌なのかお子さんに尋ねてみるといいです。ちゃんとした答えがかえってこないこともあるかと思いますが、そのことも含めて、診てもらっているお医者さんに塗り薬を嫌がっていることを相談してみてください。

●なぜ必要なのかが分からない

　2つ目は、スキンケアの必要性が理解できていないことです。小さな子どもは、自分自身のスキンケアの必要性を理解することは難しいとされています。子どもはまだ自己中心性といって、自分の感覚や欲求にフォーカスし、まだ、他人の立場や視点を理解することはできない状態にあります。そのため、「ちゃんと塗り薬を使わないと困るよ」といわれても、ピンとこないのです。この自己中心性は一般的に7歳くらいまでは続くとされています。そこで大事なのが、ママ自身が「スキンケアがなぜ必要なのか？」をちゃんと理解しておくことです。更にパパもちゃんとスキンケアの必要性を理解していたらもっと強力です。なぜなら、親御さんがスキンケアの必要性を十分に理解していたら、親御さんの手を通じて子どもにもジワジワと必要性が伝わってくるからです。どういう気持ちでスキンケアをするかで、不思議と結果は大きく異なります。親の情熱はちゃんと子どもに伝わります。

　『3人のレンガ職人』というお話があります。ある街を歩いているとレンガを積んでいる職人がいました。「何をしているのですか？」と尋ねると、「親方の命令でレンガを積んでいるんです」と面倒くさそうに答

えました。他の職人に尋ねると、「壁を作っているんです。この仕事は儲かるからね」と嬉しそうに答えました。また他の職人に尋ねると、「後世に残る大聖堂を作っているんです。こんな仕事に就けて光栄です」と生き生きとしています。10年後、最初の職人は10年前と同じように面倒くさそうにレンガを積み上げていました。2番目の職人は以前よりリスクがあるけどお給料の良い仕事をやっていました。3番目の職人は棟梁として現場を仕切る責任者になって立派に大聖堂を完成させ、その聖堂には彼の名前がつけられました（原典不詳）。

　せっかく取り組むのであれば、仕方なくやるのではなく前向きに続けられるほうが良いですよね。大リーグで活躍したイチロー選手もいっています。「小さなことを積み重ねることが、とんでもないところに行くただ1つの道」だと。**スキンケアという日々の小さな積み重ねは、子どもに対する教育アイテムとしても最高のものと僕は思うのです。**

●スキンケアが楽しくない

　3つ目の理由は、楽しくないからです。子どもにとって、スキンケアが楽しくない理由はいくつかありますが、1つは時間がかかるからです。子どもたちは、遊びや自分の好きなことをしたいと思っています。そのため、スキンケアに時間がかかることにイライラしたり、退屈に感じたりすることがあります。

　もう1つは、自分でできないからです。子どもたちは自分でできることにやりがいや達成感を覚えます。これは成長していく過程でもとても大切なことですよね。でも、まだ小さい子どもは、スキンケアを自分でやるには難しい場合があります。そのため、ママやパパに頼ってしまうことをもどかしいと感じ、ストレスになることがあります。

　いろいろ述べましたが、スキンケアをコツコツと地道に続けていくに

は、スキンケアを「嫌」から「楽しい」に変換する必要があります。ということでここからはスキンケアを子どもにとっての楽しい時間にするためのアイデアを紹介していきたいと思います。

 コラム8：子どもにおけるスキンケアの意義

　僕は、お子さんにスキンケアを指導することはとっても楽しいことと感じています。うちの病院の小児病棟の看護師さんたちも、そう感じているようです。なぜかというと、スキンケア指導をして、今までやっていたスキンケアのやり方をちょっと変えるだけで、すぐに良くなって、付き添いのママやパパだけでなく、お子さん本人も、とっても笑顔になるからです。だから、僕が何もいわなくても、「〇〇ちゃんのお肌、カサカサなので、保湿薬を処方してください」と他のお医者さんにお願いしていたり、子どもや付き添いのママやパパに塗り方の説明をしてくれていたりします。そんな訳で、ここで1つ、子どもにとってのスキンケアの意義をまとめておきたいと思います。スキンケアの意義は大きく分けて4つあると思います。

1. 健康な肌を保つ
　子どもは、まだお肌のバリア機能が十分に発達していないため、お肌が外からの刺激に弱く、すぐにカサカサになったり、かゆくなったりします。スキンケアは適切な保湿やお肌の保護を行うことで、お肌の健康をキープするために大事です。
2. アトピーなどのアレルギー疾患の予防や緩和
　スキンケアは、アレルギー疾患の発症を予防するためにも役立つといわれています。特にアトピーを持つ子どもにとっては、適切

な保湿や洗浄、刺激を与えないスキンケアが、アレルギー疾患の発症や症状の悪化を防ぐために大事です。

3. スキンケアの習慣化による健康的なライフスタイルの形成

スキンケアは、子どもにとって健康的なライフスタイルを形成するためにも大切な行為です。スキンケアを通して、子どもは自己管理の重要性を無意識のうちに学び、健康的なライフスタイルを形成することができます。

4. お肌のトラブルの早期発見

スキンケアを行うことで、お肌トラブルを早く見つけることができます。お肌トラブルを早く見つけて、適切な対応を行うことで、重篤な症状に発展するのを防ぐことができます。

以上のように、子どもにおけるスキンケアは、お肌の健康キープやアレルギー疾患の予防、健康的なライフスタイルの形成、お肌トラブルの早期発見など、いろんな意義を持っています。

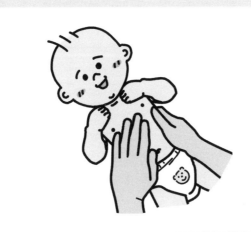

スキンケアを楽しくするための極意

●塗り薬の名前を覚える

　僕は患者さんとママにできるだけお薬の名前を覚えてもらうようにお願いしています。例えば、風邪をひいた時に病院に行くと、お医者さんからお薬をもらいますよね。その時に、ママが「これはね、鼻水を出しやすくするためのムコダインというお薬なんだよ」と教えてくれたら、子どもはムコダインという名前の、鼻水を出しやすくするためのお薬だということが分かります。

　もっと身近なことでいえば、例えば学生の頃、気になる人ができた時、その人の名前が気になりましたよね？　そしてその人の名前が分かるとなぜだかとても嬉しく感じたのではないでしょうか？　名前を知ることで、その物や人が自分の中で特別な存在になります。親御さんにとってはもっと具体的でもっと身近なことがありますね。お子さんが生まれた時、お子さんにお名前をつけた瞬間、1人の人間をこの世という舞台に登場させたような不思議な感覚に襲われませんでしたか？　少なくとも僕は、我が子に名前をつけた瞬間に、我が子が自分の中で特別な存在になりました。お薬だって同じだと思います。

　僕は大学生の頃に、あるホテルでモーニングサービスのバイトをしていました。そのホテルには毎日のようにモーニングを利用しているご高齢の女性がいました。バイト達はその方にいろんなご作法を教えていただく訳です。ほとんどの人は、ホテルのモーニングの店員の名前なんて覚えようともしてくれないし、見てもいません。呼びかける時も、店員さんとか、お兄さんと呼ばれます。でもその方は「岡藤くん」と呼んで下さいました。それだけで、なんだか自分がその方に受け入れてもらえ

たような嬉しさがありました。なのでぜひ、お薬も名前で呼んであげてください。

　例えば、保湿剤はプロペトちゃん、ヒルドイドちゃん、ステロイドはアルメタ君、ボアラ君と呼んでみたり。ステロイド以外の炎症を抑えるお薬はプロトピック星人、コレクチム星人、モイゼルト星人などと宇宙人にしてしまえば面白いかもしれません。アホらしいと感じるかもしれませんが、思いっきりふざけてみて、でも子どもが興味を持ってくれることならなんでもしてあげてください。そして、名前を覚えてあげて、愛情を注いであげれば、きっと塗り薬たちもいつも以上に頑張ってくれると思います。

●塗り薬にお気に入りのシールを貼る

　子どもってシールが好きですよね。どの時代もシールの人気はおとろえません。僕の病院でも注射を頑張ったり検査を頑張ったりしたら、ご褒美シールをあげています。例えば自分のおもちゃや文房具にシールを貼ると、自分のものという意識が芽生えたり、急に親近感を覚えたりするようです。塗り薬のチューブにシールを貼ると、子どもにとっていろんな良いことがあるようです。

　まず、塗り薬のチューブにシールを貼ると、子どもの興味を引くことができます。お気に入りのキャラクターやカラフルなデザインのシールを選ぶことで、子どもにとってスキンケアの時間がちょっと特別な時間になります。チューブにシールを貼ると、子どもはスキンケアを思い出しやすくなります。特に好きなキャラクターのシールなら、そのキャラクターとスキンケアが結びつくので、キャラクターが目に入るだけで、スキンケアをやらなきゃと思い出しやすくなります。自分が選んだシールの貼ってあるお薬は、自分専用の塗り薬に変身です。子どもは自分の選んだシールが貼ってある、自分だけのスペシャルな塗り薬を塗ること

にとても満足を覚えてくれます。ほんとシールって偉大です。

●塗り薬の好みをお医者さんに伝える

　スキンケアの塗り薬には、軟膏やクリーム、ローションといった様々な種類があります（**表1**）。それぞれに長所と短所がありますので、ママやお子さんの好みに合わせて選ぶことが大切です。

🔖 軟膏

　まず、**軟膏**です。塗り薬といえばまずこれです。軟膏はお肌にべったり密着し、乾燥肌にとても高い効果を発揮します。ただし、軟膏はベタベタとした感触があり、服についてしまうと洗濯の際に取り除くのが少し大変です。でも、**お肌の保湿効果はほかの塗り薬よりも長持ちしますし、刺激感の少ないものが多いです**。

🔖 クリーム

　次に**クリーム**です。クリームはさっぱりとした質感で、**比較的早く肌に吸収されます**。ただし、軟膏ほどではありませんが塗った後に少しベタつきを感じることがあります。また、クリームは保存や感触を良くするための添加物が含まれていることが多いので、**傷があるお肌に塗るとヒリヒリしたりかゆくなったりする**ことがあり、かいたりして傷がある場合にはあまりおすすめできません。

🔖 ローション

　そして、**ローション**です。ローションは、**サラッとした質感で速乾性があります**。保湿効果も多少ありますが、**乾燥したお肌には保湿力が不十分な場合があります**。保湿目的でローションを使うのであれば、頻回に塗る必要があるかもしれません。

表1　お薬の種類とその特徴

塗り薬の種類	特徴	欠点
軟膏	・しっかりと保湿効果があり、乾燥したお肌に適している ・長時間保湿効果が続く ・塗った後はベトベトすることがある	・重たい質感で、塗った後にべたつきやすい ・衣服やベッドシーツに付着しやすいことがある
クリーム	・保湿効果があり、軟膏よりもさっぱりとした質感 ・比較的早く肌に吸収される	・ベタベタ感は少ないが、塗った後に若干のベタつきを感じることがある ・乾燥が気になる場合は、頻回に塗り直す必要がある場合もある
ローション	・さっぱりとした質感 ・速乾性があり、すぐに肌に浸透する ・保湿効果はあるが重たくない	・乾燥肌や非常に乾燥した部位には保湿力が不十分なことがある ・頻回に塗り直す必要がある場合もある

　塗り薬選びは洋服選びのようです。洋服にも素材や質感がありますよね。
　軟膏は厚手のセーターのようなものです。太くしっかりとした毛糸で編まれたセーターが体温が逃げるのを防いでくれるように、粘度の高い軟膏が水分が逃げるのを防いでしっかり保湿してくれます。ですが、しっかり編まれているセーターは着ていると少し重たい感じがしますね。それと同じようにもったりとした軟膏も少し重たく感じます。
　クリームは薄手のカーディガンといったところでしょうか。さっぱりとした着心地で、軽く羽織ることができます。それと同様に、クリームも重たく肌に吸い付く感じはなく、軽く塗ることができます。でも少しだけベタつきを感じることがあります。

さてローションはというと、Tシャツのようなものですね。サラッとしていて速乾性があり、爽やかな使い心地は、まさに手軽に着られるTシャツのようです。セーターと違って熱がこもらないようになっているのと同様に、ローションもお肌の水分を保つという点では効果が弱いです。乾燥したお肌には保湿力が少し足りないかもしれません。

　したがって、お薬の好みがある場合は、お医者さんにその好みを伝えることをおすすめします。お肌の状態によっては使えるお薬が限られてしまう場合もありますが、お医者さんは、できるだけその好みに合わせた塗り薬を選んでくれるでしょう。お子さんが塗り薬を嫌がらずに使ってくれるようになり、スキンケアの効果を最大限に引き出すことが期待できます。

　もし「うちの子はベタベタするのが苦手みたいなんです」と教えてもらえたら、使い心地とお肌の状態の両方を考慮した塗り薬を処方することもできます。そうすることで、親御さんもお子さんも使いやすい塗り薬で負担少なくスキンケアを続けることができるのです。
　スキンケアの塗り薬は、お肌の健康と快適さを守るために欠かせないものです。お子さんの好みや自身の好みをお医者さんに伝えることで、適切な塗り薬を選び、スキンケアの時間を少しでも楽しく効果的に過ごすことができるよう願っています。
　最適なお薬を選べるよう、お医者さんとのコミュニケーションを大切にし、お薬の好みやお肌の状態などしっかりと伝えられると良いですね。

●塗り薬の居場所を作ってあげる
ところで、お医者さんからもらった塗り薬はどこに置いていますか？

お風呂場の脱衣所でお薬を塗る家庭では脱衣所に、リビングでスキンケアをする家庭ではリビングに置くなど、**スキンケアが上手にできている家庭ではいつもスキンケアをしている場所に置いていることが多いよう**です。スキンケアは毎日のことなので、できるだけスムーズにスキンケアができる環境作りが大切ですよね。塗り薬たちのための特別なスペースを作ってみましょう。

　更にもう一手間かけるとすれば、塗り薬をいれる小さなカゴや容器を準備してみてはいかがでしょうか？　それぞれの塗り薬に合わせて、カゴや容器にシールを貼ったり、リボンをつけたりして、子どもの気分が上がるように工夫ができます。そこにお子さんの写真を貼ったり、パパからの応援メッセージを書いてもらったり、**家族みんなでスキンケアに取り組んでいる感じを出してあげる**と良いですね。そして、いつも診てもらっているお医者さんのところに持って行って、お医者さんや看護師さんにそのカゴをたくさん褒めてもらって、応援メッセージを書いてもらってください。そうすることで、スキンケアの時間がより楽しくなり、特別なひと時になるのです。きっと塗り薬たちも嬉しい気持ちになると思います。

●パパをスキンケアに巻き込む

　多くの家庭では、スキンケアに関しては、パパはなぜか蚊帳の外です。ママたちの気持ちとしては、「**どうせ、適当にしかやってくれないし**」と諦めモードのようなのです。パパはパパで、スキンケアはなんとなくママの仕事と決めつけてしまっている節もあります。でも、敢えて僕は「パパにもお子さんのスキンケアに参加してもらってください」といっています。スキンケアはお子さんとのスキンシップの大切な時間を作ってくれますし、パパにとっては子どもと接するための絶好の時間に

なります。もしかしたらパパはお仕事に疲れてなかなか重い腰をあげて
くれないかもしれません。ならば、お風呂上がりにゴロゴロしているパ
パのお腹に、お子さんと一緒に塗り薬を塗ってあげてはいかがでしょう
か？　ついでにお顔にもクリームを塗って、真っ白にしてしまいましょ
う。それを写真にとってみんなでケラケラ笑うのも良いでしょう。そし
て、その写真をおじいちゃんやおばあちゃんにも送ってあげると楽しい
ですよ。ついでに、今度、かかりつけのお医者さんに行く時に、お医者
さんや看護師さんにそれを見せてあげてください。きっと一緒になって
ケラケラ笑ってくれると思います。なんだかスキンケアが楽しくなって
きませんか？　こんな感じでパパをスキンケアに巻き込んで、パパにも
お子さんのスキンケアに加わってもらうのはいかがですか？

　でも、パパにスキンケアのやり方を説明するのが面倒だからいいです
といわれることも時々あります。その「面倒」、身近なあれで解決しま
しょう。今はほとんどの方がスマホをお持ちと思います。そのスマホで
簡単に動画が撮れますよね。ママがどのくらいの量の塗り薬をどんな感
じで塗るのかを説明しながらスキンケアをしているところをパパに動画
で撮ってもらうのです。お風呂上がりの保湿薬を塗るのはパパの役目、
リビングでステロイドを塗るのはママの役目という風に分担しても良い
かもしれません。こうして、少しでもパパにスキンケアに加わってもら
うことでパパママ両方とスキンシップが増えますので、きっとお子さん
も楽しくなってくると思います。もしそれも面倒という場合は、クリ
ニックで看護師さんがスキンケア指導してくれるところを動画を撮らせ
てもらって、それをパパとシェアするのも良いと思います。もちろん、
動画を撮る時には許可をとってくださいね。やり方を説明したり覚えた
り、最初は大変かもしれませんが、とにかくパパを巻き込むことでママ
は随分助かると思います。

コラム9：保湿剤とステロイド、どちらが先？

　時々「保湿剤とステロイドを塗る順番は決まっていますか？」と聞かれることがあります。特に順番は決まっていませんが、僕は「保湿剤を全身に塗ってしまってから、必要なところにステロイドを塗ってください」と説明しています。ですが、どちらを先にしても効果は変わりませんので、そこまで心配しなくても大丈夫です。大事なのはお薬をきちんと塗ることです。

●塗り薬アート

　「寝相アート」ってありますよね。眠っている人の体の形や姿を利用して、面白いイラストやアートを作るあれです。特に子どもの寝相アートってかわいいですよね。世の中のママとパパも、とんでもない格好で寝ている子どもの姿を写真に撮って、ほっこりしていることでしょう。この寝相アートを真似して、我が家では「塗り薬アート」をやっていました。子どものお腹の上やホッペタに、ローションで落書きをするのです。そして写真を撮る。それを子どもと一緒に見てケラケラ笑う。子どもにも僕のお腹の上にローションで落書きしてもらう。そしてお腹を膨らましたりへこましたりします。それを写真や動画に撮って、ゲラゲラ笑う。それを奥さんに冷ややかな目で見られて、また子どもと一緒にゲラゲラ笑う、という感じです。子どもの創造性も養うことができると期待しています。更に、ローションでひらがなやカタカナの練習をするというお勉強もできます。子どもの名前を漢字で書いて、漢字のお勉強にもなります。これ、すごくいけてると思うんだけどなあ。どうですか？

●ほんの少しでも良いのでお子さんに自分で塗ってもらう

　子どもに塗り薬を処方すると、こちらが何もいわなければ、大抵の場合は親が子どもに塗ってあげているようです。子どもはまるで他人事のように親に任せっぱなしで、テレビを見ていたり、スマホを見ていたり。親はというと「とにかく塗らせてくれていたら良い」「できるだけパッパと済ませたい」という感じです。でも、これではお肌を良い状態に保つことをなかなか自分のこととして捉えられない状態のまま成長してしまいます。「中学生になってから、なかなか塗り薬を塗らせてくれなくて」なんて相談されることもありびっくりします。

　では何歳から自分で塗らせるようにしたら良いでしょうか？

　僕は「0歳の時から少しずつ自分で塗るようにしてください」とお願いしています。0歳でも4カ月頃になると、ガラガラを握ったり、振ったり、口に持って行ったりができるようになります。そして7カ月くらいまでには興味のあるものに手を伸ばしたり、ものを持ち替えたり、手に持ったものを近くで見ようと腕を折り曲げて目の前に持っていくこともできるようになります。なので、お腹の上に塗り薬を多めに垂らしておくと、自分で手を持っていって、本人はそのつもりはないかもしれませんが、塗り広げてくれたり、塗り薬の感触を楽しんだりしてくれます。そして塗り薬を触るのが楽しいという感覚を覚えてくれたらこちらのものです。塗り薬でベタベタになった手をママが赤ちゃんの反対の手に持っていったり、足のほうに持っていったりして、是非、遊びの感覚で一緒にスキンケアを楽しんでください。なお、塗り薬のついた手を口にもっていってなめてしまうことを気にするママもいますが、「塗り薬に含まれているステロイドの量はとても少ないので、気にしなくて大丈夫ですよ」と説明しています。もし気になるようなら、お子さんが一通りお薬を塗った後に手の塗り薬を拭きとってもらえば良いです。

小学生になってから初めて自分で塗り薬を塗る経験をする場合は、保湿剤は自分で塗って、ステロイドの塗り薬はママが塗るというように役割分担をすると良いと思います。そして、ママがステロイドの塗り薬を塗る時に保湿剤の塗り方をチェックしてあげると良いです。ママがやって欲しいように全然塗れていなくても決して責めないことです。ママが塗ってあげたほうが早いと思うかもしれませんが、自分で塗れるようにしてあげることも大切です。例えば10点満点としたら、子どもの保湿剤の塗る技術が例え1点だったとしても、それを2点にするにはどうしたらいいかを子どもと一緒に考えて取り組むと成長を感じられますのでおすすめです。

　中学生以上になっても自分で塗ることが習慣付いていない場合は、ある程度の強さ（III群以上）のステロイドのローション製剤を処方して、自分が一番悪いと感じるところだけでいいから1週間塗ってみてよ、とお願いしています。診察室では無反応だったり、やる気なさそうな感じでいたりしますが、とりあえず1回、診察室の中で一緒に塗り薬を塗ってみて、自分でやってみるように促します。中学生になってアトピーが悪い子は、軟膏はベタベタするから嫌なのに、親から塗れといわれて、無視したら怒られて余計に嫌になってという悪循環になっている場合がほとんどです。でも、お肌がかゆいし、かっこ悪いし、本当はツルツルピカピカのお肌になりたいと思っているものです。だから、ある程度強いステロイドのローションを使うとベトベトせずお肌がきれいになるので、今までスキンケアをしなかった子も嘘みたいに毎日ちゃんとスキンケアするようになって、こちらがビックリすることがあります。それを見た皮膚科の先生には「子どもは素直でいいですよね。大人はいろいろスキンケアができない理由を並べ立てて、ここまでなかなかやってくれないんですよね」と羨ましがられます。

ということで、塗り薬を自分で塗る習慣をつけないと残念ながらいつまで経っても良くならないのです。やはり自分の病気は自分で治すのであって、人に治してもらうものではないのですね。

スキンケアを楽しくするためのちょっとした工夫

●背中から塗る

　多くの人は面倒なことを先延ばしにしがちです。でも、面倒なことが、工夫によって実は面倒でなくなったら良いと思いませんか？　僕がよく患者さんにすすめている、いろんな年代で使える自分で塗り薬を塗るためのちょっとした工夫があります。それは薬を塗る時に初めに背中から塗ることです。体の中で一番スキンケアをしにくいのは背中です。大体１人で塗れる子どもでも背中だけは親にやってもらっているケースが多いです。だから背中に１人で塗ることができてはじめて、スキンケアの独り立ちができます。

　そこで僕は患者さん達に「塗り薬は背中から塗ってね」と指導しています。①塗り薬を手のひらにたっぷり乗せて、②両手のひらと甲にたっぷりとつけて、そして③手を下から背中に伸ばして手の甲で背中に塗るのです。大抵、手のひらより手の甲のほうが背中の上まで届くので、背中の大部分に塗り薬を塗り広げることができます。忘れ易いのは④背中側面と脇の下なので、ここは反対側の手のひらについている塗り薬で塗り広げます（**図1**）。

　背中が終わったら耳の後ろ、首、手首、肘、膝、足首、胸、お腹、お尻という順番で余った塗り薬を塗っていきます。それでも余った塗り薬は比較的良い皮膚の部分で消費します。手のベトベトが残っているのが嫌な場合は、ペーパータオルや雑紙などで拭くと脂分が取れて水と石鹸で洗うよりスッキリします。こんなちょっとしたコツも取り入れながら、スキンケアを楽しんでもらいたいと思います。

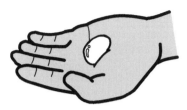

①4～6FTUの
塗り薬を手に取る

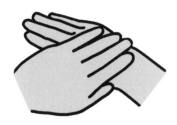

②両手のひらと甲に
塗り薬をのばす

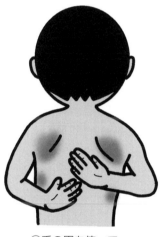

③手の甲を使って
塗り薬を塗り広げる

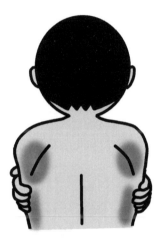

④塗れていないところは
手のひらで塗る

図1　自分で背中に塗り薬を塗る方法

●塗り薬のチューブをしごいておく

　塗り薬を塗っていると手がベタベタして、チューブのキャップが取り難かったり、チューブから塗り薬を絞り出すのが難しかったりで嫌になりますね。そこで、塗り薬を塗る前に**使いかけのチューブをしごいて、チューブを折り曲げて、キャップは半開きの状態にして準備をしておく**とスムーズに塗れるようになります（**図2**）。

　お風呂から上がった時にパッとできるように、お風呂に入る前に準備をしておくと良いです。これも自分でできたら最高なのですが、この下準備はママやパパが手伝ってあげて、一緒に準備をしたら良いかもしれません。

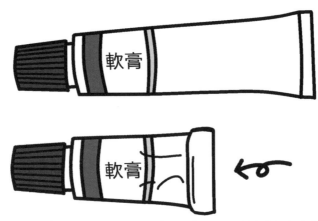

図2　お薬が減ってきたらチューブをしごいて、お薬を出しやすくする

●ベタベタした軟膏をサラサラに変える術

　塗り薬の中には、クリームやローションの製剤がなく、軟膏製剤しかないものもあります。例えば、プロトピック®軟膏（一般名：タクロリムス）とか、新しく出た塗り薬〔コレクチム®軟膏（一般名：デルゴシチニブ）とかモイゼルト®軟膏（一般名：ジファミラスト）など〕は軟膏しかありません（**5章**参照）。ベタベタが嫌いな患者さんで、それでもそのお薬をなんとかして使いたい場合に、軟膏のベタベタをサラサラに変える裏技があります。それは、その軟膏をローションタイプの保湿薬で伸ばして使う方法です。具体的には、必要な量の軟膏と、その横に軟膏と同じ面積かその２倍くらいの面積分のローションを手のひらに乗せて混ぜ合わせたものを塗るのです（**図3**）。さすがにゼロにはなりませんが、ベタベタ感がずいぶん軽くなり、軟膏の使用を受け入れてくれる場合があるので、一回は試してみると良いと思います。

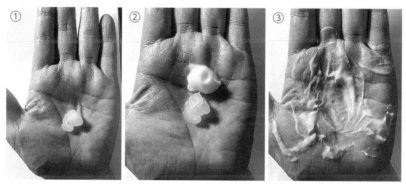

図3 ①軟膏と②保湿薬を③混ぜて伸ばすと使いやすくなる

●スキンケアをする時に口角を上げる

　お子さんにスキンケアしてあげている時、もしかして口角が下がっていませんか？　せっかくのお子さんとのスキンシップの貴重な時間を、

ママやパパがしかめっ面でやっていては、楽しくない雰囲気が子どもに伝わってしまい効果が半減してしまいます。スキンケアの時、意識して口角を上げてみてください。すると自然と笑顔になりますし、つられるようにして子どもたちも笑顔を返してくれます。子どもはママの笑顔が大好きです。ついでにパパもママの笑顔が大好きです。

まとめ
- スキンケアを嫌がるにも訳がある
- スキンケアをちゃんとしているといろんな良いことがある
- ちょっとした工夫でスキンケアは楽しくなる

5章

アトピー治療の未来

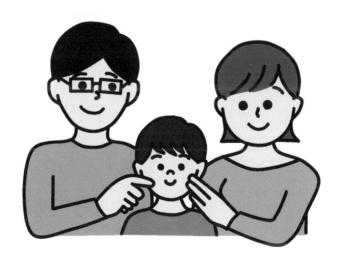

🧴 新しい治療法

　近年の医学の進歩により、**アレルギーの病気でも原因を特定して、そ
の原因に対してピンポイントで治療する方法が増えてきています**。これ
は以前のように全体的に免疫を抑えるだけでなく、病気やその症状が起
こる特定のプロセスを止めることで効果的に治療できるようになったこ
とを意味しています。

　アトピー性皮膚炎（以降、アトピー）も例外ではありません。例えば、
これまでアトピーの治療はステロイドの塗り薬で免疫を大まかに抑える
治療が主流でした。この流れは今後も続くと思いますが、最近では、
もっとターゲットを絞った治療薬が開発されています。これは、まるで
虫眼鏡で太陽の光を集めて黒い紙に火をつけるようなものです。このよ
うにターゲットを絞った治療をすることで、本当に効いて欲しい場所に
だけお薬が効いて、お薬が効いて欲しくない場所には影響が出ないよう
にすることが期待できます。つまり、効果はあるけど、副作用の出る可
能性が低くなるような治療であることが期待できます。ここ数年でアト
ピーに対して、このような治療ターゲットを絞った塗り薬、飲み薬、注
射薬が出てきましたので紹介します。

●新しいお薬
🔖 塗り薬
　塗り薬としては、コレクチム®軟膏（一般名：デルゴシチニブ）とモ
イゼルト®軟膏（一般名：ジファミラスト）があります。これらのお薬
は皮膚に直接塗ることで、炎症を起こす物質の働きを抑えます。コレク
チム®軟膏はJAKという物質を抑え、モイゼルト®軟膏はPDE4という
物質を抑えます。火が燃え広がるのを防ぐために、炎の周りに水をまく

ようなイメージです。ステロイドの塗り薬でいうとミディアム（IV群）くらいの炎症を抑える強さがあります。

💊 飲み薬

　飲み薬としては、リンヴォック®（一般名：ウパダシチニブ）、サイバインコ®（一般名：アブロシチニブ）、オルミエント®（一般名：バリシチニブ）という3種類のJAK阻害薬があります。塗り薬のコレクチム®軟膏と同様にJAKという物質の働きを抑えます。ステロイドの塗り薬を適切に塗ってもアトピーのコントロールが良くならない場合に内服します。2023年5月時点では、12歳以上でリンヴォック®とサイバインコ®が使用可能で、オルミエント®は高校生以上で使用可能です。

💊 注射薬

　注射薬としては、デュピクセント®（一般名：デュピルマブ）、ミチーガ®（一般名：ネモリズマブ）があります。体内で炎症を引き起こす物質をブロックすることで、アトピーの症状を改善します。これは、火の元を消すように炎症を止めるイメージです。飲み薬のJAK阻害薬と同様に、ステロイドの塗り薬を適切に塗ってもアトピーのコントロールが良くならない場合に使います。デュピクセント®は喘息にも効くので、アトピーと喘息の両方を持った人に良いお薬です。ミチーガ®はかゆみが強いアトピーに効くお薬です。

　何歳から使えるかはお薬によって様々です。今は12歳以上でしか使えないとされているお薬でも、実際に大人で使ってみて安全に使えることが明らかになると、使える年齢が下がることが多いです。実際、この本の制作中にデュピクセント®の適応年齢拡大のニュースが入ってきました。お子さんでこれらのお薬が使えるかどうかは、診てもらっている

医師に尋ねてみてください。お薬の良いところと悪いところ、どのように
やめたら良いのかなどまだ分からないところもありますが、それぞれ
のお薬の良いところを伸ばし欠点を補う「助長補短」の気持ちで使いこ
なしていきたいですね。

コラム 10：JAK と PDE4

　細胞の中には様々な物質があり、細胞の働きをサポートしていま
す。JAK（ジャック）や PDE4（ピーディーイーフォー）も細胞の中
で働いている物質の 1 つです。JAK はヤヌスキナーゼ Janus
kinase の略で、PDE4 はホスホジエステラーゼ 4 Phosphodies-
terase 4 の略です。アトピーの患者さんでは JAK や PDE4 が働き
過ぎてしまっています。ということで、JAK や PDE4 だけに絞っ
て、その働きを弱めることでアトピーを良くしようというのが JAK
阻害薬であり、PDE4 阻害薬です。

●ステロイドとは違う、もう 1 つのお薬

　とても新しいお薬というわけではありませんが、ステロイド以外の炎
症を抑える塗り薬にはもう 1 つプロトピック®軟膏（一般名：タクロリ
ムス）があります。プロトピック®軟膏の主成分であるタクロリムスは、
1984 年に筑波の土の中のカビから発見されました。もともとは、免疫
抑制剤として臓器移植の拒絶反応を抑えるために開発されたお薬です
が、その後、アトピーの治療にも応用されるようになり、**国内では
1999 年から成人のアトピー患者に、2003 年からは小児のアトピー患
者にも使われるようになりました。**
　プロトピック®軟膏は、ステロイドの塗り薬と違って、皮膚の萎縮な

どの副作用が少ないため、顔や首、目の周りといったデリケートな部位にも使用できます。僕はよく陸上競技の短距離走選手と長距離走選手に例えてお話ししています。

　ステロイドの塗り薬は短距離走選手です。例えばウサイン・ボルト選手[1]のイメージですね。とにかく瞬発力があります。重度の湿疹に使って一気に治す様子は、100 m を全力で駆け抜けていく短距離走者のようです。ただし長く使っていると皮膚が薄くなったり、シワっとしたりという副作用が出やすくなります。一方、プロトピックは高橋尚子選手[2]のイメージです。ステロイドの塗り薬でいうと、ミディアム（Ⅳ群）とストロング（Ⅲ群）の間くらいです。重度の湿疹を一気に治すようなパワーはありませんが、コツコツと皮膚を良い状態でキープさせるのは得意です。42.195 km をたんたんと進んでいく長距離走者の姿が思い浮かびます。高橋尚子選手もおそらく 100 m を走ってもかなり早いんだと思うのですが、やっぱり Q ちゃん（高橋選手の愛称）はマラソンです。長距離でこそその力を存分に発揮するのではないでしょうか。なんだか伝わったかいささか不安ではありますが、そんなイメージです。

　プロトピック軟膏はとても良いお薬で、僕も気に入ってよく使っているのですが、注意が必要な点ももちろんあります。一番の注意点はなんといってもヒリヒリとした不快感があることです。お薬の特徴と使い方を、他のお薬以上に説明しなければいけないので、お医者さんにとっては少しだけ面倒なお薬でもあります。これから使う方もいらっしゃるか

---

[1] ウサイン・ボルト選手：オリンピック金メダリスト。2008 年北京大会で 3 つ、2012 年ロンドン大会で 3 つ、2013 年世界陸上競技選手権大会で 3 つの金メダルを獲得
[2] 高橋尚子選手：オリンピック金メダリスト。2000 年シドニー大会で日本女子では初めて金メダルを獲得

もしれませんので、以下にプロトピック軟膏使用上の注意点についてまとめておきました。

●プロトピック® 軟膏使用上のアドバイス

①湿疹が落ち着いた場所に使う

　湿疹のある部位にプロトピック® 軟膏を塗ると、ヒリヒリとした不快感が強く出てしまい、患者さんによっては「あのお薬はうちの子に合わないです」とか、「もう二度と塗りたくないです」といわれてしまうことがあります。だから僕は**「お肌がツルツルになってから塗ってね」**と伝えています。また、一気に広い範囲に塗ってしまうとヒリヒリしてしまうことがあるので、はじめは顔だけ、次の日は顔と首、3日目は顔と首と肘、4日目は顔と首と肘と膝という具合に少しずつ塗るお薬をステロイドと入れ替えていくイメージで塗って下さい、と説明しています。そうすれば、まずヒリヒリすることはないようです。また、お風呂から上がってすぐではなく、しばらくしてお肌のほてりがなくなってから塗るのも対処法の1つです。

　このヒリヒリは、お肌のすぐ下まで伸びてきている神経の枝の先をプロトピック® 軟膏の成分が一時的に刺激してしまうことから生じています。1週間ほどで落ち着くので心配する必要はないのですが、子ども達は1週間なんて普通は我慢できません。ですから、使いはじめがポイントです。

②塗布直後は直射日光を避ける

　塗布直後に直射日光を浴びてしまうと、これもヒリヒリして不快感が出てきます。ではプロトピック軟膏を塗ってどのくらいで日光を浴びてもいいのか？　と尋ねられると、プロトピック軟膏を塗って、肌に馴染んできた頃と答えていて、どのくらい塗るかによってばらつきはありま

すが、お薬を塗ってから**20〜30分くらい経つと大丈夫なようです**。

③1回の塗布量制限に注意する

　海外では1回の塗布量に上限はないのですが、**国内では成人では1回の塗布量は5g（チューブ1本）までと決められています。これで1日2回まで使えます**。子どもでは、成人の体重を50kgと想定して、10kgの子どもでは1回の塗布量上限は1gまで、20kgの子どもでは2gまでという具合です。僕は全身に塗ったとしても塗布量上限を超えないように、ワセリンなどでプロトピック軟膏を5倍に伸ばして使っています。ただ、塗り薬を他のお薬に混ぜて処方することを好まない先生もいらっしゃいますので、診てもらっているお医者さんと相談した上で、対応して下さいね。

　かつては目の周りに塗るとプロトピック軟膏の成分が必要以上に吸収されてしまう危惧があったので、目の周りには塗らないことが一般的でしたが、今は目の周りに塗っても問題ないことが確認されています。また、かつてはがんのリスクについても説明することが一般的でした。というのもマウスにプロトピック軟膏を塗布すると、マウスの皮膚は人より薄いので、プロトピック軟膏が体に吸収されてしまい、実際にリンパ腫というリンパ節のがんになってしまうことがあるからです。でも、実際に全世界で使われるようになって20年経ちますが、ヒトでは悪性腫瘍のリスクはプロトピック軟膏を使っていない場合と変わらないので、今では悪性腫瘍のリスクの説明は必ずしも必要ないとされています。

10年経っても変わらないこと

　ここまでお話ししてきたように、ここ数年でアトピーの治療は新しいお薬が増えて随分と様変わりしました。恐らく、これからもいろいろ出てくることと思います。ただ、未来は、未だ来ていないから「未来」であり、多くのことは分からないものです。

　アマゾンの創業者であるジェフ・ベゾスは『今後10年で何が変わるか』と尋ねられた際に、「私は『今後10年で変わらないものは何か』の方に興味がある」と答えました。僕はこの記事を見た時に、この問いは物事の本当に大事なことを見極めるあらゆる場面で使えると思いました。

「アトピーの診療で、今後10年で変わらないものは何だろうか？」

　どんなに良いお薬が出てきて、はじめは喜んで飛びついたとしても、そのお薬を使い続けているうちに、きっと、どこからともなくささやく声が聞こえてくるでしょう。もっと手間がかからずにすぐ効いて副作用がないお薬はないかな？　と。でもそうして歩みを止めて他のお薬を探している間にも大切な時間はビュンビュンと過ぎていきます。**そんな魔法のようなお薬を探し求めるよりも、ずっと変わらず大切なことをコツコツと積み重ねるほうが、結局は一番手間が掛からず、一番安全で、一番効果があるのではないかと僕は思います。大切なのは今です。今できる普通のことを普通にしていくこと。**そうすれば気がついたら普通に治っている。それが僕のアトピー治療の理想です。ということで、僕が考える10年経っても変わらない大切なアトピー治療のエッセンスをまとめておきます。

●基本的なスキンケア

　保湿ケアや正しい入浴方法、皮膚を清潔に保つことなどは、どんな時でも変わらず大切な要素です。適切なスキンケアは、症状を悪化させることを防ぎ、治療の効果を高めてくれます。毎日お子さんのお肌と向き合っているママからすれば当たり前と感じることばかりと思いますが、基本を知った上で、手抜きできそうなことは適度に手抜きをしながら、でも地道に続けてください。

①保湿ケア

　アトピーの人は、皮膚のバリア機能が低下しているため、乾燥しやすくなります。乾燥はかゆみや炎症を引き起こす原因となるため、保湿ケアはスキンケアの基本中の基本です。**保湿剤は、無香料・無着色・低刺激性で、使用感の良いものを選ぶようにしましょう。また、入浴後や手洗い後など、皮膚が乾燥しやすいタイミングでこまめに保湿剤を塗ることが大切**です。

②入浴方法

　入浴は皮膚を清潔に保ち、リラックス効果も得られるため、アトピーの人にとって重要なスキンケアの１つです。ただし、**長風呂や熱過ぎるお湯は皮膚に負担をかけてしまいます。お湯の温度は、ややぬるめの38～40℃が理想です。また、入浴時間は 15～20 分程度に抑えること**が望ましいです。無香料・無着色の入浴剤や保湿成分入りのものを使用すると、よりお肌に優しい入浴ができます。

③石鹸の選び方

　アトピーの人にとって、石鹸の選び方も大切なスキンケアのポイントです。**石鹸は、弱酸性・無香料・無着色・低刺激性のものを選ぶことが**

望ましいです。また、泡立ちの良い石鹸を使用し、**肌を直接石鹸でこすらず、指の腹でやさしく洗いましょう。**

④洗顔方法

　顔は皮脂分泌が多く、皮膚がデリケートな部位です。先ほど述べた石鹸の選び方に加えて、正しい洗顔方法を心がけましょう。まず、手を清潔に洗った後、石鹸を泡立て、泡で顔を包み込むように洗います。**強くこすらず、指の腹で円を描くようにやさしく洗いましょう。**洗顔後は、すすぎ残しのないよう十分に水で洗い流し、タオルでやさしく水分を拭き取ります。その後、**すぐに保湿剤を塗布する**ことで、乾燥を防ぎます。環境再生保全機構というところから、写真付きのパンフレットや動画が出ています。インターネットで閲覧できますので、こちらを参考にしていただくのも良いでしょう（https://www.erca.go.jp/yobou/pamphlet/form/00/archives_30520.html）。

⑤かゆみ対策

　アトピーの人にとって、かゆみは大きな悩みです。かゆみを抑えるための対策もまた基本的なスキンケアの1つです。**かゆみが出てしまった時は、保冷剤や冷却スプレーなどで冷やしてしまうのが簡単で効果的です。**ペットボトルに飲み物を入れて凍らせたものを持っていれば、冷却だけでなく、水分補給もできるので便利です。

⑥炎症を抑える塗り薬を適切に使う

　いくら毎日スキンケアをしていても、何かをきっかけに一気に悪くなることはあります。こうした時は、**ステロイドなど炎症を抑える塗り薬で一気に悪化を抑えてしまいましょう。**ツルツルになってそれを数日維持できたら、またいつものスキンケアに戻したら良いと思います。摘ん

で柔らかい皮疹やかゆみのある乾燥肌に対しては、ミディアムランク（Ⅳ群）のステロイドか、コレクチム®軟膏やモイゼルト®軟膏を使用しても良いかもしれません。この時、気になる部分よりやや広めに塗り薬を塗ると、治りが早いです。ただし、細かなところはお医者さんによって指導が異なることもありますので、かかりつけの先生と相談して決めてくださいね。

●悪化要因の対策

アトピーで大事なのはツルツルをキープすること、ということは繰り返しお話ししてきたのですが、実際、**完璧にツルツルをキープするのはかなり難しい**かと思います。悪化ゼロを目指すのではなく、できるだけ回数を少なく、悪化の波を小さくと意識することをおすすめします。でも、悪くなってしまった時に、**何が原因で悪くなったのかが分かっていたら対策を立てることができます**。ここからは、子どものアトピーでよく見られる悪化要因を中心に解説します。

①汗

アトピーが悪化する要因の1つに、**アトピーで汗の出口が潰れてしまってうまく汗をかくことができず、熱がこもってしまうことがあります**。そしてかゆくてかいてしまい悪化するのです。そのため、アトピーのコントロールを良くして汗をうまくかけるようになることが大事です。でも、かいた汗をそのままにしていると、汗そのものが悪化の原因になってしまうことも知られています。誰の皮膚にもいるマラセチアという常在菌が汗に溶け込んで、皮膚にアレルギー反応を起こしてアトピーを悪化させてしまうからです。ということで、**汗をタップリかいたら、シャワーを浴びて皮膚を清潔に保つように心がけましょう**。お出かけ先などシャワーがすぐには難しい場合は、ゴシゴシこすらないように

タオルで汗を優しく拭いて着替えをすると良いでしょう。

②アレルゲン

　アレルゲンは、アトピーを悪化させる要因の1つです。ダニ、花粉、毛のある動物の汗や体液などが主なアレルゲンです。ダニ対策は、**定期的な掃除や寝具のこまめな交換、室内の湿度管理などが効果的**です。花粉は特にスギ花粉症のある人はスギ花粉飛散時期にお肌の状態が悪くなりやすいです。スギ花粉症のあるママなら、このシーズンはコンタクトレンズがつけられないとか、お化粧ができないとかで困っている方も多いのではないでしょうか？　一般的な花粉対策ももちろんですが、スギ花粉症については根本治療である舌下免疫療法という治療法があるので、家族でスギ花粉症があるようでしたら、親子で一緒にやってみても良いと思います。

　なお、この舌下免疫療法は、アレルゲンを舌の下に毎日ふくませることでアレルギー反応を弱める治療です。国内ではダニとスギ花粉に対する治療ができます。すぐには効きませんが、数カ月続けると効き目が出てきはじめ、アレルギーを根本から治すパワーを秘めた治療です。

　犬や猫など毛のあるペットを飼っている場合は、もちろんペットを手放すのが一番確実ではありますが、家族の一員ですから、手放すという選択肢は難しいでしょう。ペットは人の心を癒してくれる大事な存在でもありますので、今いるペットは今まで通りかわいがってあげてください。でも、もうこれ以上は飼わないようにするのが良いでしょう。また、ペットを飼っている間はスキンケアやお部屋の掃除など、他のことを他の人よりしっかりとやってくださいね。

③食べ物

　実は**アレルギーではないのにかゆみが出やすい食べ物**があります。**香辛料などの辛いものやチョコレート、カフェイン、アルコールなど**です。もちろんこれらに対するアレルギーで、かゆみが出たり、アトピーが悪くなったりする場合もあります。

　例えば、月に数回なら何ともないのだけど、毎日食べると肌の調子が悪くなるという感じです。お子様にとってかゆみを引き起こす食べ物を把握しておいて、適度に摂取するようにしましょう。

かゆみを忘れるくらい夢中になれること を見つける

　実は、僕も小さい時、そんなにひどくはなかったのですが、軽いアトピーでした。いつも背中がかゆくて、背中をポリポリかいていました。特に自分が嫌なことをしないといけない時は背中のかゆみが気になって、ずっとポリポリしていました。小学生の時、ピアノを習っていたのですが、あんまり好きではなくて、レッスンの時はいつも先生に背中をかいてもらいながらレッスンを受けていました。そんな僕でしたが、習字の時はかゆみを忘れて集中して取り組んでいました。上手だったかどうかは別にして、筆で字を書くのが好きだったんだと思います。

●夢中になれるものを見つける

　僕は自分の患者さんにどんな習い事をしているか時々尋ねています。いくつも習い事をしている子には、その中でどれが一番好きか尋ねて、その習い事がなぜ好きなのかを深掘りして聞き、カルテに書いています。患者さんの中には、三味線に夢中になって、外国に演奏旅行に行くほどの腕前になり、今はプロを目指して頑張っている子がいます。小さい時はひどいアトピーでスキンケア入院をしたこともある子ですが、思春期にはスキンケアをサボって悪くなりながらも、地道に治療を続けてくれています。他にも、バレエが好きな小学生の女の子もいます。今まではアトピーで荒れてしまった肌を人前で見せるのが嫌で、暑い時も長袖長ズボンで帽子を深くかぶっていましたが、スキンケアを頑張ってアトピーのコントロールが良くなったら、バレエの発表会で堂々と人前で踊ることができたと喜んでいました。おりがみの達人もいました。

アトピーは、風邪のように「数日体を休めたら治る病気」ではありません。**病気を治すというよりは、肌が悪くなりやすい体質と捉えて、生涯に渡ってその体質と付き合っていく必要があります。**こう書くと気持ちが重くなってしまうかもしれませんが、ほとんどの人は肌に限らず何かしらの弱い部分を持っています。その弱い部分を認識して、上手に付き合っていけるようお手伝いするのが僕たちの役割と思っています。

　人によっては一時的に一生懸命になって、一生懸命になり過ぎてしまって、楽しい人生をおろそかにしてしまうことがあります。「充実感のない成功は究極の失敗である」とはコーチングで有名なアンソニー・ロビンスの言葉です。アトピーのコントロールが良くなっても、そればかりに集中してしまって充実感のない人生ではもったいないですよね。ステロイドの塗り薬を避けている人の中にはステロイドを塗らないことが目的になってしまっている人もいるように思います。極端ないい方をしてしまえば、ステロイドの塗り薬も楽しい人生を送るための1つのアイテムに過ぎません。

　まず、お子さんが興味を持ちやすいことに目を向けてみましょう。趣味や習い事、スポーツなど、お子さんが夢中になれるものが何かを一緒に探しましょう。そして、お子さんが興味を持ったことに一緒に取り組んだり、応援したりすることで、かゆみを忘れる時間を増やしていければ理想的ですね。

●目標に向かって家族で取り組む
　次にお子さんの強みや才能を見つけることも大切です。お子さんが得意なことや、独自の視点を持っていることを見つけることで、自信を持って取り組めることが増え、かゆみに対する意識が薄れるでしょう。

また、お子さんと一緒に目標を立てることも効果的です。この時は、お子さんだけでなく、ママやパパ、他の兄弟も巻き込んで、それぞれがどんな小さな目標でも良いので、家族みんなで目標達成に向けて努力することで、お子さんはアトピーの症状に対する気持ちも前向きに変えることができます。

　アトピーがお子さんの人生の邪魔なことではなく、強みにまで変えることができる環境づくりができたらこれ以上理想的なことはありません。アトピーと上手に付き合いながら、お子さんの夢や目標に向かって、一緒に歩んでいくことで、かゆみを忘れる時間が増えるでしょう。お子さんがかゆみを忘れるほど夢中になれることを見つけることで、アトピーと共に楽しく生活する方法が見つかります。アトピーと上手に付き合いながら、お子さんの人生を充実させるサポートをしましょう。ママにとっても、お子さんが夢中になって真剣に物事に取り組んでいる姿や、うまく行った時の最高の笑顔を見ることは、何よりの喜びでしょう。
　お子さんがかゆみを忘れるほど夢中になることが見つかったら、その情熱を維持し続けることが大切です。時にはお子さんが直面する困難に

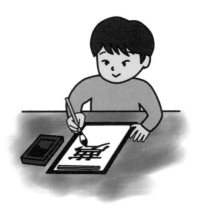

対して、じっと見守る勇気も必要です。出過ぎず、じっと見守って応援
してあげてください。かゆみを忘れるほど夢中になれることを見つける
ことは、きっとアトピーの子どもにとって、一生に渡って心の支えにな
ることでしょうから。

📱 情報の波を乗りこなす

　新型コロナウイルス（以下、新型コロナ）感染症のパンデミックは我々の日常を大きく変えました。僕の病院は公立病院として、当初から新型コロナを積極的に受け入れていたので、全職員が臨戦態勢でした。はじめは何も情報がなく、実際にかかったらどうなってしまうか分からなかったので、我が家では、妻と子どもを妻の実家に3カ月ほど疎開させていました。3カ月ぶりに家族と再会した時は、家族みんなで抱き合って喜びました。ステイホームで家族の不仲が際立ってしまった家庭もあるというお話も聞きますが、家族の大切さを改めて感じた方も多かったのではないでしょうか。

　新型コロナは、情報が多過ぎることによる混乱という問題点も炙り出したように思います。いわゆるインフォデミック（infodemic）です。インターネットやSNSを中心に拡散する誤情報や不確かな情報が大量に流れる現象を指します。この言葉は、「情報」を意味するinformationと、「伝染性の」を意味するepidemicを組み合わせた造語です。

●インフォデミックの問題点
　インフォデミックが問題となるのは、不確かな情報や誤情報が時に人々の意思決定に悪い影響を与えてしまうことです。今ほどの拡散力はなかったものの、かつてステロイドについてもデマが流れるなどして、ステロイドの忌避が起こったことがあると**1章**でもお話ししました。

　例えば、効果が不確かな治療法や予防法が拡散されることで、人々が適切な行動をとらず、感染症の拡大が進む恐れや、過剰な恐怖感が広がったりすることがあります。また、誤情報が信頼性のあるはずの情報に、紛れ込むことで、公衆の信頼を損なうこともあります。

今回のコロナ禍においてもワクチンを巡り様々な情報が流れました。「情報」という言葉は、明治時代頃に「敵情（状）の報知」「敵情（状）の報告」という言葉を短縮してつくられたのではないかとされていますが、「情けに報いる」とも読むことができます。本来、人の好意に対して報いる意味で自分が知り得た大切な知識や経験を伝えるものであるべきです。それがインターネットで不特定多数にばらまかれてしまい、人から人へ伝わる間に誤った情報が加わるなどして本質を見ることが非常に難しくなってしまっています。アトピーについてもかつてのステロイドバッシングというインフォデミックがありました。インフォデミックのなんたるかを知り誤情報に惑わされない術を心得ておくことが、これからの時代に必須のことと思います。

 コラム 11：本邦初のワクチン「天然痘ワクチン」のお話

　天然痘は強い伝染力を持っており、かかると高熱と、全身の皮膚に膿を持った皮疹が広がり、感染者の 2〜3 割が亡くなるとされています。また、回復しても失明や脳炎などの後遺症が生じることがある重篤な感染症でした。伊達政宗も天然痘で片目の視力を失ったといわれています。また、16 世紀に滅亡した南米ペルーのインカ帝国は、スペイン人がもたらした天然痘で人口が激減し滅びてしまったといわれています。

　そんな中、1796 年にジェンナーにより天然痘のワクチンである種痘が生み出されました。世界から遅れること半世紀、鎖国中だった江戸時代の 1849 年に日本にも種痘が届きました。浦賀にペリーの黒船が来る 4 年前のことです。

当時種痘はまだ新しい治療法であったため、その効果や安全性について十分な理解がない中で、様々なデマや誤解が広がっていたとの記録も残っています。「種痘を受けると天然痘にかかるリスクが高くなる」とか、「種痘が他の病気を引き起こす」「西洋医学は信用できない」「種痘を受けると牛になる」「子孫末代まで祟られる」などなど。国内で種痘の実施及び普及に尽力した楢林宗健は、著作や講義を通じて種痘の効果や安全性を広め、正しい情報を伝えることに尽力し、「人は個人で受けた恩には感謝するが集団で受けた恩には無関心でいる。また、災害を受けた際に助けに来てくれる人には感謝するが、あらかじめ災害を受けないようにしたり災害が起こらないようにした人には関心を示さない」という言葉を残し、予防医学は報われないと達観していたそうです。インフォデミックなどと横文字でカッコよく書くとなんだか新しい出来事のように思いますが、人は昔からデマや誤情報に振り回されていたようです。

●情報リテラシーを身につける

　インフォデミックに対処するためには、情報といかに向き合うかという技が必要です。この技を**情報リテラシー**と呼びます。多くの人はこのような技を磨く機会がなかったと思いますが、これからの時代を生きる我々は是非ご作法として身につけておく必要があります。そんな訳で、フェイクニュースやデマ情報を見分けるための3つのポイントについて説明します。

① 情報源と発信者をチェック

　作ったことがない料理を作る時、レシピ本を見たり、定評のある料理サイトでチェックしたりしますよね。本だったら誰が書いた本なのか確

認したり、料理サイトなら色んなレシピを見てみたり。レビューやコメントなども参考にします。そうすれば大抵は問題なく美味しい料理が作れます。でも、自分が全く知識の無い分野ではどれが信頼できる情報源なのか判断するのは至難の技です。

　かつてアメリカのアレルギー学会が食物アレルギーの発症予防のために卵などのアレルギーが起こりやすそうな食物の摂取を遅らせるようにという今となっては誤った声明を出していました。公的機関も間違えることはありますし、なんでも鵜呑みにすることは避けたほうが良いと思います。ですが、公的機関は多くの専門家によって吟味された情報の中から、更に確度の高い情報を発信しており、個人の発信している情報よりは信頼性は高いと考えることができますので、**できるだけ公的機関の出している情報を追っていくのが無難です**。アトピーに関しては、厚生労働省と日本アレルギー学会が共同で「**アレルギーポータル**（https://allergyportal.jp/）」というサイトを運営しています。アレルギーについて気になることがあれば、まずはこのサイトを見てみることをおすすめします。その他、九州大学皮膚科学教室（https://www.kyudai-derm.org/part/atopy/index.html）が、アトピーに関する情報を丁寧にまとめてインターネット上で誰でも見られるようにしてくれています。僕も時々

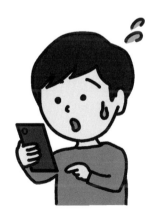

チェックして患者さんへの説明の参考にしています。

② 複数の情報源で事実を比較

　例えばお料理のレシピを見ても作り方がよく分からないこともありますよね。そういう時は、同じ料理の他の人のレシピをいくつか見ると分かってくることがあります。僕は毎年、伊予柑でマーマレードを作るのですが、伊予柑のタネを潰して入れておく意味がよく分かりませんでした。お料理サイトで他の人のレシピを見たら、タネの中にはジャムにとろみをつけるペクチンが多く含まれているのでタネを潰して入れておくと書いてありました。気になったことがあったらいくつかのサイトを見てみるクセをつけておくと、こうして求めていた情報にたどりつくこともできるのです。気を付けてほしいのは、1つ気になる情報をみつけた時、特にネガティブなものに多いのですが、同じような情報をついつい探してしまうことです。できれば、敢えて違う意見の情報も見て、いろんな意見があることを意識して情報に触れるようにしましょう。

③ファクトチェックと情報のバイアスを吟味する

　以前、とあるイベントで、病院の栄養士さんなどを対象に「食物アレルギー児のためのアレルギー対応食レシピコンテスト」を企画したことがありました。集まったレシピを検討して、優秀なレシピを選考するにあたり、その企画の担当者が集まって実際に作って試食会をしたのですが、レシピ通りに作ってもその通りにできないものも中にはありました。病院の栄養士さんが作ったレシピでも、うまく作れないレシピもあるものです。

　繰り返しになりますが、何事も、**他人からの情報は鵜呑みにしない**ことが大事です。僕は人が集めた情報は参考にはしますが、鵜呑みにはしないようにしています。やはり、自分の手で生のデータを集めてみない

と見えないことがあることを、研究や多くの経験を通じてよく知っているからです。でも、あらゆることの生のデータを自分で取ることはできませんので、人からの情報はあくまでもその人の視点を通して集めたものという冷静な視点を忘れないようにしたうえで参考にしています。

　インターネット上でもしがらみにとらわれずに事実をチェックする組織や公的機関が出している公式統計データなどもありますので、情報が正しいかどうかを確認する方法はあります。ですが、そこまでやるには、かなりの能力と労力が必要で、通常は難しいです。では、どうすればいいでしょうか。特定の政治的立場や特定の団体の意見を強調している情報については、偏りがある可能性があるので、異なる視点を持つ情報源を調べて、バランスの取れた意見を持てるように心がけられると良いですね。

あらためて、アトピーと上手につきあう ために大切なこと

　個人的なことですが、コロナ禍真っ只中に、僕が勤務している病院で父の輝夫を看取りました。家族の面会が制限される中、5カ月間、父と一緒に頑張りました。人工呼吸器がついて声が出せない状況でも、僕が顔を見せると父は嬉しそうに微笑んでくれていました。その澄んだきれいな目は、まるで子どものようでした。

　父の病室を訪れる時、僕は3つのことを日課にしていました。

　1つ目は、父と一緒に写真を撮って、家族のグループラインに送ること。感染対策のため、なかなか面会に来ることができない家族に、ラインで父の様子を伝えていました。他の家族にはできるだけ日々の他愛のない日常の写真や動画を送ってもらうようにお願いしていました。特に、孫達の楽しそうにしている姿を父は目を細めて見ていました。

　2つ目は、父が書いた論文の音読をして読み聞かせをすること。小児科医の父は33歳で諸事情があり開業しました。亡くなる前の年にクリニック開業50周年を迎え、自分の書いた論文を一冊の業績集にまとめていました。研究肌の父は、開業医が論文を書くのが珍しい時代に積極的に論文を書いていました。日々の診療の中で見つけたある発見に関しては、当時の医学的常識とは異なっていたためなかなか世間に認めてもらえなかったのですが、後に父の報告が正しかったことが証明されました。仲間とはじめた感染症サーベランスは後に国の事業へと引き継がれました。父の歩んできた道を論文とともに振り返っている間、父は何かいいたげな表情をしながら、でも、満足げに頷いていました。

3つ目は、朝と夜のオイルマッサージ。その日の天気や家族のこと、ニュースについてなどを話しながら毎日オイルマッサージしていると、カサカサだったお肌がツルツルになっていきました。朝は「今日も頑張ってくるから応援してね」、夜は「今日も応援してくれてありがとう」、そして帰る前は「お父さん、トコトン付き合うからね」「側にいるからね」と声掛けをしていました。部屋にはいつもマッサージオイルが発する柑橘系の香りが漂っていて、「ここのお部屋に来るといい香りがして癒されます」と何人かの看護師さんがいっていました。

あなたが生まれたとき、周りの人は笑って、あなたは泣いていたでしょう
　だから、あなたが死ぬときは、あなたが笑って、周りの人が泣くような人生を送りなさい
　　　　　　　　　　——ネイティブ・アメリカンの教え——

　蝉が鳴きはじめた初夏の日の朝に父は僕の手を握ったまま笑って旅立っていきました。「ありがとうございました。いい人生でしたね」と、穏やかな父の横顔を見て母が呟きました。僕も自分が父にしてあげられる最大限のことをしてあげることができ、完全燃焼でした。死にゆく過程は究極の教育、と僕と同じく小児科医の父を自宅で看取ったかつての同僚が著書に書いていました。
　父は最期まで僕ら家族にメッセージを送り続けてくれました。父との最期の5カ月の中で僕がしていた3つの日課、すなわち、家族とのグループラインを通して**「家族」**の大切さを、父の書いた論文を通して**「夢中になれることを持つこと」**の大切さを、オイルマッサージを通して**「スキンシップ」**の大切さを教えてくれました。

10年後も100年後も恐らく**人類が存在する限り変わらない、生きて
いく上で大切なものを教えてくれたのです。**お気づきかもしれません
が、この本で皆様に伝えたかったメッセージそのものです。

　愛着理論をはじめとする早期母子関係理論を提唱した英国の精神科医
であるジョン・ボルビーは、「**いい人生を送るコツは、安全基地から思
いっきり挑戦し続けること**」と述べています。僕は診察をする時、でき
るだけたくさん子ども達のお肌を触るようにしています。肌を通して、
日々のスキンケアの頑張りを感じることができるからです。まず手に触
れて、手首、前腕、肘、上腕を。足首、下腿、膝、大腿。首、髪の生え
際、頭皮、耳の後、おでこ。お肌を触られている子どもは、体を僕に預
けてもたれかかってはにかんでいます。そして、お腹、胸、脇、背中、
お尻、お股。お尻を見られた子どもはニコッと笑ってママのほうに戻っ
ていくのが可愛らしいです。

　**アトピーは確かに日々の地道なケアを要する厄介な病気です。だから
こそ、日々のスキンケアを通じて対話して、家族みんなの楽しいイベン
トにしてしまうのです。**そうすれば、安全基地から思いっきり挑戦し続
けることができるようになり、自分で夢中になれることを見つけられる
ようになることでしょう。

　あらためて、
　スキンケアを通して子ども達の温もりを感じるとともに、
　僕達の手の温もりを伝えていきませんか？

まとめ

- アトピーの治療はドンドン進化している
- でもスキンケアの基本は変わっていない
- 手の温もりを伝えよう

ステロイドの真常識　アトピーのある子のスキンケア

令和5年12月30日　発　行

著作者　　岡　藤　郁　夫

発行者　　池　田　和　博

発行所　　丸善出版株式会社
〒101-0051　東京都千代田区神田神保町二丁目17番
編集：電話 (03) 3512-3262／FAX (03) 3512-3272
営業：電話 (03) 3512-3256／FAX (03) 3512-3270
https://www.maruzen-publishing.co.jp

© Ikuo Okafuji, 2023

組版印刷・株式会社 真興社／製本・株式会社 松岳社

ISBN 978-4-621-30869-1　C 2047　　　　　Printed in Japan